Dissertation

SUR LA DOULEUR.

DISSERTATION

SUR

LA DOULEUR,

ET

DE L'INFLUENCE QUE LA NUIT EXERCE SUR LES SOUFFRANCES PHYSIQUES ;

Précédée d'un Prospectus ;

PAR M. J.-B. MORELLE,

D.-Médecin, et Chirurgien, Accoucheur, juré, reçu à Paris et par la Faculté de Médecine de Strasbourg, ancien Chirurgien-Major aux armées du Nord , ex-Répétiteur d'Anatomie et d'Accouchement au Val-de-Grâce , ancien Médecin des Prisons de Besançon , breveté par le Roi , Médecin de plusieurs Épidémies , etc.

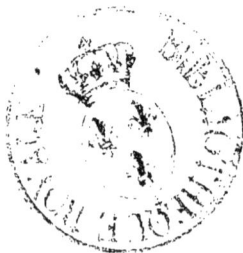

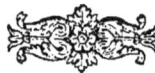

DÔLE,

DE L'IMPRIMERIE DE F. PRUDONT.

1824.

REMARQUES.

On doit établir, 1° Que M. J.-B. MORELLE, né à Bucey-les-Gy, département de la Haute-Saône, le 11 février 1783, commença ses premières études pendant plusieurs années consécutives, à partir du mois de prairial an 9, avec M. son père, D.-M. (Pièces extraites des registres de la Mairie de ladite commune, délivrées par M. le Maire, et légalisées par M. le Sous-Préfet de Gray, en 1807; dossier ci-joint, n° 1.)

2° Qu'il a fréquenté et suivi avec succès les Cours théoriques et pratiques de Médecine, Chirurgie, Médecine opératoire et Médecine légale, Botanique, Chimie, Histoire Naturelle, Pharmacie, Matière médicale, Physiologie, Thérapeutique, Séméïologie, tant à l'École de Médecine de Paris qu'à celle de Besançon; ainsi que les Cours théoriques et pratiques d'Anatomie et sur l'art des Accouchemens. (Attestations de prix remportés dans les concours; certificats à lui délivrés par MM. les Professeurs de l'École de Médecine, visés par M. le Maire de Besançon, et légalisés par M. le Préfet du Doubs; plus, diplôme de bachelier ès lettres à l'Université de ladite ville. Dossier n° 2.)

3° Qu'il a été reçu Officier de santé à Paris, par MM. les Inspecteurs-Généraux du service de santé de la même ville, le 15 octobre 1808. (Dossier n°s 3 et 4.)

4° Qu'il a soutenu des thèses et subi des examens publics pour le civil, dans la salle des séances, à l'Hospice de l'École Secondaire de Médecine de Besançon, en présence de MM. les Professeurs PÉCOT,

COLLARD, THIÉBAUD, THOMASSIN, VERTEL, MONNOT, EUVRARD et BRIOT, *lesquels l'ont reconnu et confirmé Praticien, propre à l'exercice de l'art qu'il professe.* (*Dossier n° 4.*)

5° *Qu'il a été nommé médecin pour le service des Prisons de Besançon, par commission spéciale du Gouvernement, le 14 novembre 1811.* (*Attestation de zèle, de connaissance et d'humanité. Dossier n° 5.*)

6° *Que, durant l'époque de cette fonction, S. Ex. le Ministre secrétaire d'État de la guerre l'a nommé, par commission spéciale, pour les Hôpitaux du Nord, à la Grande-Armée, ordre auquel il a satisfait.* (*Actes de services dans les villes étrangères, Vienne, Breslaw, Berlin, Kœnigsberg, Hambourg, Manheim, Erfurt, Dresde, Leipsick, etc.; ordres de services* ad hoc, *commission ministérielle et certificats de zèle, de bonnes vie et mœurs, etc. Dossier n° 6.*)

7° *Qu'il a été nommé Chirurgien-Major pour le 9ᵐᵉ régiment d'infanterie légère, par S. Exc. le comte Daru, Ministre secrétaire d'État; ordres de services dans les principales villes et les hôpitaux de France, Paris, Strasbourg, Sainte-Menehould, Orléans, La Rochelle, Dax, Bordeaux, Beauvais, Blois, Luçon, Bourges, Arcis-sur-Aube, Montpellier, Rheims, Niort et Toulouse.* (*Ordres de services, commission ministérielle, attestation de bonnes vie et mœurs, de zèle, délivrés par le Conseil d'administration du Corps, et acte de licenciement, à Niort en Poitou, d'après la mise sur pied de paix des armées françaises. Dossier n° 7.*)

8° *Que S. M.* LOUIS XVIII, *roi de France, pour récompenser les services et le zèle de M.* MORELLE, *et lui donner une marque de sa bienveillance, l'a honoré d'un brevet qu'il a reçu en l'hôtel de la Préfecture du Doubs, le 3 mai 1816, par l'entremise de S. A. R. MONSIEUR, comte d'Artois, aujourd'hui CHARLES X. (Dossier n° 8.)*

9° Qu'ayant toujours continué à exercer son état depuis plus de seize ans, sans interruption, il a été désigné Répétiteur d'Anatomie et d'Accouchement, à Paris, tant au Val-de-Grâce qu'à l'hospice de la Maternité.

Appelé dans le Jura, il exerce son état à SAMPANS, arrondissement de Dole.

Enfin qu'il a été reçu et diplomé Médecin Juré, par la Faculté de Médecine de Strasbourg. (Diplome de Médecin, et titre de Chirurgien et Accoucheur. Dossier n° 9.)

Six examens ont été subis par M. MORELLE, pendant six jours consécutifs : il a satisfait ses juges ; et, comme Praticien exercé, a été accueilli à l'unanimité, et a reçu les complimens d'usage.

À mon Père.

C'EST en l'an 9 de la république (1801), que je commençai à recevoir de mon père les premières leçons touchant mon état. Je n'avais encore alors que les connaissances que tout élève en médecine peut avoir dans les premières années. Indépendamment des instructions qu'il me donnait journellement, avec cette bonté vraiment paternelle, je le suivais dans sa médecine clinique : j'avais fréquemment recours à ses conseils judicieux et prudens, toutes les fois que j'étais dans le doute et en suspens ; et quoique l'envie d'apprendre m'eût souvent rendu incommode, il ne négligea rien pour me disposer à suivre mes cours. Il m'expliquait même souvent, en peu de mots, les matières qui me paraissaient obscures ; et je fais, par ce moyen, un aveu sincère des bienfaits que j'en ai reçu, ayant encore l'avantage de professer les principes de son école, et de suivre la route que me fraya mon premier maître.

J.-B. MORELLE, D.-M.

LIVRES

DE MÉDECINE, DE CHIRURGIE, ET D'ACCOUCHEMENT,

PAR M. J.-B. MORELLE, D.-M.

PATHOLOGIE INTERNE RAISONNÉE,

Extraite des leçons données dans les principales écoles de France, avec un Supplément des nouvelles découvertes faites par les Médecins observateurs les plus célèbres ; suivi de la SÉMÉÏOTIQUE ou TRAITÉ DES SAIGNES DES MALADIES ;

3 *vol. in-8°, manuscrits,* 1809.

THÉORIE SUR L'ART DES ACCOUCHEMENS,

Avec le Mécanisme à employer dans ceux qui sont laborieux et contre nature ; les Moyens Thérapeutiques salutaires pour traiter les maladies qui surviennent aux femmes enceintes, aux femmes en couche, comme les hémorragies utérines ou pertes de sang, la fièvre puerpérale et autres maladies aiguës, qui arrivent de la part du lait, etc. ; à l'usage de celles qui exercent l'état de Matrones dans les campagnes ; extrait succinct des procédés suivis à l'École de la Maternité ;

2 *vol. grand in-8°,* 1813.

Cet ouvrage est au niveau des connaissances actuelles de la science.

DES MALADIES DES FEMMES ET DES FILLES,

5 vol. in-12, 1817.

TABLEAU BIOGRAPHIQUE ET CHRONOLOGIQUE,

ou Histoire abrégée de la vie publique et privée de
tous les Savans qui se sont distingués par leurs écrits
sur les arts et les sciences ; les principaux traits de la
vie des auteurs morts, leurs actions, leurs talens,
leurs vertus ou leurs crimes ; avec des jugemens sur
leurs ouvrages et l'indication des différentes éditions
qui sont parvenues jusqu'à nous ;

4 vol. in-8°, 1820.

Ce recueil ne peut manquer d'être utile ; il est plein de faits curieux.

ESSAI SUR LE BRIGANDAGE PROCURÉ PAR LE
CHARLATANISME,

Et des suites funestes qui résultent de cette tolérance.

1 gros vol. de 300 pages, 1822.

Les vérités incontestables qui y sont rapportées, jointes à l'é-
rudition que l'auteur a répandue à chaque page de cet opuscule,
devraient faire ouvrir les yeux à l'autorité compétente, puisque ces
vérités sont d'un intérêt majeur pour la sûreté individuelle et la
grande société de l'Europe.

HISTOIRE NATURELLE DES EAUX MINÉRALES DE JOUHE,
PROCHE LA VILLE DE DOLE,

Où l'on tâche de découvrir leurs principes, leur nature, leurs qualités et leur usage ;

1 vol. de 500 pages, 1824.

Cet ouvrage est imprimé. Prix : 3 f. 25 c. broché.

RECHERCHES

SUR

LA PROLONGATION DE LA VIE HUMAINE,

POUR JOUIR D'UNE SANTÉ PARFAITE,

ET VIVRE HEUREUX JUSQU'A UNE LONGUE VIEILLESSE;

OU

Analyse exacte de tous les ouvrages des meilleurs auteurs, tant anciens que modernes, qui ont écrit sur l'art de guérir depuis les siècles reculés jusqu'à présent; ainsi que les œuvres d'Hippocrate, ses aphorismes; ceux de Galien, de Van-Swiéten, Bordeu, Stoll, Boerhaave, Sydenham, Baglivi, Pline, Mauriceau, etc.; rapportés à la suite de chaque maladie à laquelle ils ont trait; avec des notes qui sont le fruit de l'expérience et de l'observation;

POUR SERVIR A L'USAGE DE SA PRATIQUE;

28 *vol. in-8°*, 1824;

PAR M. J.-B. MORELLE, D.-M.

Prospectus.

CE dernier ouvrage a coûté bien de la peine à son auteur; il est le fruit de douze ans de veilles et de méditations. Il ne comptait que sur quinze à seize feuilles d'impression tout au plus; mais son sujet s'étendant sous la plume, il l'a laissé aller sans contrainte, de sorte qu'il comporte environ trois mille articles. Après quatorze ans de travail, il s'acquitte enfin de la parole qu'il a donnée il y a long-temps. Les recherches sur la prolongation de la vie humaine, sont une entreprise hardie et qui n'avait encore été tentée par personne : et si d'autres veulent s'occuper à d'aussi pénibles travaux, il y a bien de l'apparence qu'ils ne trouveront, après lui, que peu de chose à glaner.

La médecine fait des progrès de jour en jour ; mais, à mesure qu'elle se perfectionne, l'étude en devient plus difficile : « *Vita brevis, ars longà,* » a dit Hippocrate ; aussi l'expérience ne confirme-t-elle que trop la vérité de ces paroles. «Hippocrate naquit à l'île de Cos,
» quatre cent soixante ans avant l'ère chrétienne, et
» vécut cent neuf ans, sain d'esprit et de corps; il était
» le dix-septième médecin de sa race. Il mourut en
» Thessalie, la seconde année de l'olympiade, trois
» cent quarante-neuf ans avant la naissance de Jésus-
» Christ, et fut enterré entre Larisse et Gortone. On
» dit qu'un essaim d'abeilles fit du miel pendant long-
» temps sur son tombeau, et que les nourrices y por-
» taient les enfans qui avaient des ulcères à la bouche,
» qu'elles guérissaient avec ce miel. Après sa mort, on
» lui fit pendant long-temps des honneurs comme à
» un Dieu ; mais les seuls qu'il demandait, « c'est,
» disait-il, qu'on lise mes écrits avec attention, et
» qu'on travaille à connaître la force et les raisons
» de mes préceptes. »

Le Dieu de la médecine dit encore plus loin : « Pour
» parvenir à être grand médecin, il faut comparer ses
» observations cliniques d'avec celles qui se trouvent
» dans les livres des meilleurs auteurs, et ne vivre en
» quelque sorte qu'avec les morts et les malades. »

Il est vrai que d'abord M. MORELLE ne croyait pas faire un livre ; il n'écrivait que pour lui et pour ceux

à qui il devait des soins , des conseils, et se guider lui-
même dans le cours de sa pratique. Mais si cet écrit
peut procurer aux autres quelque avantage, et à son
cher enfant surtout, la moitié du plaisir et de l'intérêt
qu'il a goûté en s'y livrant, il se croira, en partant
pour l'autre vie, dédommagé en partie des peines qu'il a
souffertes dans celle-ci. Il aimait à utiliser ses momens
de loisirs : en effet, rien n'est plus propre à remplir
l'intervalle des affaires, que de suivre l'impulsion de
ses idées et de son goût.

Dira-t-on que des amis l'ont encouragé, déterminé ?
Oui, sans doute. Il communiqua son ouvrage à plusieurs médecins d'un mérite distingué, qui le jugèrent
en effet ce qu'il lui paraissait, et lui conseillèrent de le
mettre au jour. Il y avait plus de huit ans qu'il gardait
ses manuscrits ; c'est une bonne preuve qu'il n'était pas
fort curieux de se faire imprimer, dans l'espoir d'être
honoré de quelques titres recommandables dans la car-
rière des sciences. Un jeune médecin, dit-il, (pag. VI
de sa préface), attend plutôt des conseils que des succès. Les différentes places qu'il a remplies, et une pratique pénible, le mirent dans l'impossibilité de se
livrer à ce travail dont il désirait vivement s'occuper.
Pendant qu'il était en pays étranger, un grand nombre
de ses manuscrits restèrent chez lui, il lui fut impos-
sible de penser à les mettre en ordre ; plusieurs n'é-
taient encore que de simples notes qui avaient besoin
d'une rédaction plus exacte.

Il était malade et triste quand ses manuscrits étaient
déjà avancés ; et quoiqu'il eût grand besoin de distrac-
tion, il se sentait si peu en état de penser et d'écrire,
que, si l'idée de finir un ouvrage depuis long-temps
commencé ne l'eût soutenu, il aurait, dit-il, jeté

cent fois son papier au feu. Il en est devenu moins sévère à lui-même; il a cherché dans cet écrit quelque
amusement qui le lui fit supporter. Enfin, ce travail
rapide, marchant avec chaleur et écrit avec la vivacité
naturelle à la jeunesse, ne vit point ralentir son courage; mais quand il fallut couper le sujet, l'étendre,
le mettre en œuvre, son attention, fatiguée par les détails de l'exécution, connut la difficulté, s'effraya de
l'entreprise, abandonna ces longueurs, et tel qu'un
enfant rebuté des efforts qu'il a faits pour dérober des
fruits trop élevés, se dépite et finit par se consoler en
cueillant des fleurs au pied de l'arbre même.

Dès-lors, il profita du temps libre que lui laissèrent
plusieurs vacances pour rédiger les morceaux précieux
qu'il possédait seul. Il s'est attaché à réunir ces ex-
traits, à les lier et en faire un tout qui n'eût rien de
disparate. Pour y réussir, tantôt il a cité les auteurs
mot à mot, tantôt il a abrégé leurs textes; enfin il
n'a pas été possible d'y renfermer plus de choses en
moins de lignes. Il en dit assez pour faire partager à
ceux qui le liront l'estime que lui inspirent les talens
profonds des auteurs et leur érudition.

Ce n'est qu'en comparant que nous pouvons connaître; et plus le parallèle établi entre les uns et les autres
sera exact, plus les connaissances qu'il peut nous four-
nir seront étendues et précises. On apercevra aisément,
dans quelques séries, les autorités dont il a employé
non-seulement les idées mais encore les expressions;
son style même se ressentira souvent de la lecture de
ceux qu'il a consultés. Quand on est dans un pays dif-
férent du sien, il est difficile de n'en pas emprunter
quelquefois le langage.

Aucune comparaison n'a été faite entre les auteurs

dont il a exprimé les pensées ; car il n'appartient de fixer le rang entre deux grands hommes, dit-il, qu'à celui qui a acquis le droit de s'asseoir à côté d'eux. N'étant pas assez riche en matériaux (qu'on nous passe cette expression familière), c'était donc dans les écrits des anciens et des modernes les plus distingués, c'était dans ces sources fécondes et lumineuses qu'il convenait de puiser : plus près de la nature, et moins exposés aux préjugés et aux erreurs que nous, ils l'ont mieux étudiée et plus connue. On a analysé les matières qu'ils ont approfondies ; souvent on ne fait que les indiquer : il arrivera même de ne pas les suivre toujours et d'omettre à dessein quelques morceaux ; car le long travail qu'auraient nécessité de plus amples recherches, l'a déterminé à ne prendre que la fleur des objets. Il a pris partout où il a rencontré des faits justes, clairs et bien présentés ; semblable à l'abeille qui prend sa nourriture sur toutes les fleurs, qui n'en offense aucune, et rapporte dans l'atelier une richesse profitable à la communauté et à la société générale.

Le nombre des auteurs qu'il a consultés, et dont il a fait usage, est fort grand. Il n'en est presque aucun parmi ceux qui ont de la célébrité, qu'il n'ait mis à contribution, en faisant honneur à chacun de ce qui lui appartient. Il a interrogé les médecins célèbres de toutes les nations, les vivans et les morts, et a profité des investigations nouvelles. Il avoue qu'il ne s'est pas rendu indifféremment à toutes sortes de conseils ; car il y a de la faiblesse à acquiescer à tout, et de l'orgueil à n'écouter personne. Il a pris beaucoup de faits dans les derniers ouvrages modernes. Le Dictionnaire des sciences médicales, les Mémoires de l'Académie ; Pinel, Richerand, Bichat, Landré, Bauvais, Authénac,

Royer-Collard, Duméril, Portal, Nysten, Capuron, Desault, Desgenettes, Larrey, Alibert, Dupuytren, Bosquillon, etc., lui ont été très-utiles, sans parler d'une foule d'auteurs anciens avec lesquels il s'est, pour ainsi dire, identifié.

Quand il se détermina à rédiger quelques préceptes, il commença par les plus importans et les plus généraux : il les accompagna d'exemples qui en faisaient voir l'application ; il les exposa avec le plus de clarté, de précision et de suite qu'il lui fut possible. Par-là même, il a rassemblé dans un cadre, ce qui était épars et séparé ; en un mot, il a réuni à la suite de ses recherches, les expériences, les observations, ainsi que les conséquences qui dérivent des découvertes qu'il a pu faire dans sa pratique civile et militaire, où il s'est fait à lui-même une étude clinique des maladies aigües et chroniques, pour son instruction particulière, et pour celle d'un petit nombre de ses aides qui désirèrent travailler avec lui. Il notait chaque jour avec exactitude l'état dans lequel il avait trouvé les malades dont il suivait l'histoire, et comparait sa théorie à sa pratique ; de sorte qu'il peut lui avoir passé par les mains quelques circonstances qui auraient pu échapper aux autres. Tout ce qu'il assure avoir vu, il l'a effectivement vu ; et il n'en a cru le témoignage de ses sens qu'après s'être bien assuré qu'ils ne l'induisaient point en erreur ; de manière que ses découvertes lui deviennent nécessairement propres.

Nous dirons ici, en passant, que celui qui traduit doit chercher à produire dans chaque morceau le même effet que son auteur, et le rendre dans un style plus facile et plus coulant ; car quiconque se charge de traduire un ouvrage, contracte une dette : il faut, pour l'acquitter, qu'il paie, non avec la même monnaie, mais avec la même somme. Quand il ne peut rendre une image, il faut qu'il y supplée par une pensée ; s'il ne peut peindre à l'oreille, qu'il peigne à l'esprit ; s'il est moins énergique, il doit être harmonieux ; s'il est moins précis, il doit être plus riche ; prévoit-il qu'il puisse affaiblir son auteur dans un endroit ; il est obligé de le fortifier dans un autre : il est contraint de lui restituer plus bas ce qu'il lui a dérobé plus haut ; en sorte qu'il est tenu d'établir par tout une juste compensation, mais toujours en s'éloignant, le moins qu'il est possible, du caractère de l'ouvrage et de chaque morceau. Voilà, ce nous semble, les difficultés de la traduction.

En composant cet ouvrage de longue haleine, l'auteur a eu soin d'éviter les longueurs, parce qu'elles lassent l'esprit ; les digressions, parce qu'elles fatiguent ; les divisions et sous-divisions très-fréquentes, parce qu'elles embarrassent, et les répétitions parce qu'elles ennuient : une chose dite une seule fois, et où elle doit l'être, est plus claire que répétée ailleurs plusieurs fois.

M. MORELLE aurait bien désiré qu'il eut été possible de réduire l'ouvrage en moins de volumes ; c'était-là son but : mais pour l'atteindre, il aurait laissé, dit-il, trop de choses en arrière. Il n'a point surchargé cet écrit d'une érudition qu'il aurait pu facilement y faire entrer ; au contraire, « Il a mis à » l'écart ce jargon scientifique et ridicule de médecine » populaire qui circule dans le commerce de la vie ci- » vile. *Pinel.* » Les narrations multipliées qui se trouvent entassées à chaque page, dans les auteurs, ne figureront point non plus ici. Bien entendu qu'il a mis de

côté aussi la partie oratoire de leurs dissertations ;
elle ne sert à rien, et ne ferait qu'ouvrir la porte à
bien des erreurs. Il a eu moins égard au style qu'à
la vérité ; il a donc passé l'éponge sur l'élégance du
style, sans l'affaiblir ; d'ailleurs, pourquoi écrire des
phrases fleuries sur des matières purement scientifi-
ques ? il a dû être plus soigneux de dire des choses
vraies, que de les rendre avec éloquence ; lorsque
l'humanité tient la plume, a-t-elle besoin des charmes
de l'élocution ?

Tout le monde connaît un certain auteur très-esti-
mable, dont les ouvrages, remplis d'ailleurs de grandes
beautés, fournissent des armes puissantes à la critique ;
son style est pur et coulant, plein de douceur et d'harmonie, quelquefois pompeux et magnifique, mais quelquefois aussi, traînant, diffus et surchargé d'ornemens
qui le déparent. Ce qui a pu peut-être affaiblir pour
un moment le talent de cet écrivain, c'est sans doute
parce que son éloquence s'attache plus à flatter l'oreille
qu'à émouvoir le cœur. On est souvent fâché de voir
un auteur estimable s'abaisser à n'être qu'un écrivain
sonore, réduire son art au seul mérite de l'élégance,
asservir péniblement ses pensées aux mots, éviter le
concours des voyelles avec une affectation puérile,
n'avoir d'autre objet que d'arrondir des périodes, et
d'autres ressources pour en symétriser les membres,
que de les remplir d'expressions oiseuses et de figures
déplacées ; c'est un faux goût de vouloir toujours embellir. Comme il ne diversifie pas assez les formes de
son élocution, qu'il ne joint pas l'utile à l'agréable,
il finit par refroidir et dégoûter le lecteur. C'est un
peintre qui donne à toutes ses figures les mêmes vêtemens et les mêmes attitudes. Il ne persuade ni n'en-

traîne, parce qu'il n'écrit point avec chaleur, et qu'il paraît plus occupé de cette élégance que des vérités qu'il annonce. Ce qu'il a voulu rendre touchant, pathétique, est décrit avec peu d'intérêt, sans expression, sans vie, sans couleur. La curiosité n'en est point éveillée.

Convenons que, quand il nous arrive de ces bonnes petites brochures d'une soixantaine de pages, en gros caractères, et avec des marges honnêtes, nous sommes dans la joie de notre âme, nous ne nous possédons plus ; il semble que nous n'avons rien à lire : nous sauterions volontiers au cou de l'auteur, si nous avions le bonheur de le rencontrer ; et, dans le fait, ne lui devons-nous pas toute notre estime, tout notre attachement pour les bons procédés de sa plume, pour la peine qu'il a prise, par ménagement pour nous, d'arrêter à temps son génie ?

L'ouvrage de M. MORELLE est écrit avec clarté et précision, d'une élégance simple : sa logique est pressante et lumineuse, sa marche est rapide et vous entraîne, ses définitions sont exactes : il se sert constamment du terme propre ; on ne remarque point dans son ouvrage de répétitions inutiles, d'explications minutieuses. Toutes les fois même qu'il traite certaines matières un peu délicates, que son sujet autorise, on voit qu'il soigne ses expressions par un style poli, net, toujours dans les termes les plus voisins de la décence ; il n'a rien dit de trop, mais il dit tout ce qui doit être dit.

Il a rapporté toutes les définitions des maladies internes et externes, les inflammations aiguës et chroniques qui affectent tous les tissus vivans, et leurs divisions. Les maladies sporadiques, pandémiques,

endémiques, épidémiques. Les sympathiques, les idio-
pathiques, les symptomatiques et les héréditaires ou
de familles. Celles qui sont simples, composées ou
compliquées ; les symptômes de chacune d'elles, leurs
signes commémoratifs ; les diagnostics propres et com-
muns, les univoques et équivoques, les rationnels,
les sensibles, les prognostics et les pathognomoniques,
etc. Les causes qui tiennent à l'idiosyncrasie, les
prédisposantes et les occasionnelles. Après avoir décrit
chaque maladie, les moyens thérapeutiques salutaires
les suivront immédiatement. Toutes les maladies des
femmes, des filles et des enfans ; les accouchemens
naturels, laborieux et contre nature ; les signes de
la grossesse, les accidens qui surviennent avant, pendant et après la parturition ; les maladies des femmes
enceintes et celles qui sont accouchées ; les fausses
grossesses, les différentes espèces de gestations, celles
qui sont extra-utérines et la superfétation, etc. Les
aphorismes d'Hippocrate et de tous les auteurs qui
sont venus après lui, seront placés, soit à la suite,
soit dans le corps de chaque maladie à laquelle ils
ont rapport. La matière médicale, la description dé-
taillée des tempéramens de tous les sexes et de tous
les âges, depuis l'enfance jusqu'à la décrépitude ;
les traités de séméïotique, d'hygiène publique et particulière ; la médecine légale, les maladies siphylitiques,
toute la botanique et le système des plantes indigènes
et exotiques employées en médecine, et classées par
ordre, genre et espèce ; quelques passages d'histoire
naturelle qui se rattachent à cette science ; enfin, le
tableau de l'homme et de la femme, considérés phy-
siquement dans l'état du mariage ; les personnes qui
doivent embrasser cet état et celles qui doivent s'en

éloigner. Le célibat, la chasteté religieuse, la virginité, les maladies occasionnées par les plaisirs excessifs de l'amour et ceux qui sont défendus chez les deux sexes; la défloration, la fécondité, les différens systêmes sur la génération de l'homme, la mégalanthropogénésie, etc., sont autant d'articles supplémentaires, que des circonstances favorables lui ont permisd'ajouter à son travail.

Si l'auteur de ces recherches se nomme donc à la tête de cet ouvrage, ce n'est point pour se l'approprier en entier, mais pour en répondre. « S'il y a des erreurs, dit-il, (*) qu'on me les impute; s'il y a du bien, je n'entends point m'en faire honneur; enfin, si le livre est mauvais, j'en suis plus obligé de le reconnaître : un ouvrage a beau être approuvé d'un certain nombre de connaisseurs; s'il arrive qu'il reçoive quelques applaudissemens des uns, il ne manque pas d'être désapprouvé des autres. Le lecteur toujours sévère a bien de l'avantage sur l'écrivain. Au reste, tout homme est sujet à se tromper : dès l'origine du monde, son premier pas dans la vie est marqué par une erreur; telle est la condition du genre humain. Mais j'aurai du moins l'avantage d'être éclairé par la censure; et si j'y ai donné véritablement prise, n'aije pas déjà d'avance des obligations à ceux qui voudront bien m'aider de leurs lumières? D'ailleurs, tous les livres, même les meilleurs, peuvent être très-judicieusement critiqués, et tout controversiste n'est-il pas un peu querelleur? Une critique sensée plaît souvent, instruit toujours, et n'offense jamais. Ainsi j'ai lieu de croire que mes censeurs n'useront de

---

(*) Page IX de sa préface.

sévérité que pour mon bien, et que si même ils em-
ploient un peu de calomnie, c'est uniquement en
vue de mon salut. Chercher à plaire aux hommes
épais et aux délicats, c'est vouloir allier les contraires : mais si des personnes versées dans le saint
ministère de la médecine, l'ont parcouru, je m'en
console. D'ailleurs, nos fautes nous instruisent quelquefois plus que nos succès. Eh ! si la critique effrayait
et retenait tout le monde, alors plus de chaire, plus
de barreau, en un mot, plus d'écrivains, et que de-
viendrait l'érudition ?

« Je sens, continue-t-il, combien il manque de traits
à mon tableau ; c'est au temps et à l'expérience à le
rendre plus complet : qu'on pardonne ma témérité en
faveur de l'intention, c'est tout mon désir. Je laisse
à une plume aussi brillante qu'exercée, et à des
médecins plus habiles dont j'honore les talens et
l'expérience, le soin de l'étendre, de le multiplier,
de l'approfondir et de l'embellir. »

L'auteur a fait tous ses efforts pour arracher de
cette route pénible les épines qui la jonchent ; et
sans doute que ses travaux seront favorablement ac-
cueillis de ses Confrères, et surtout par les Étudians en
médecine, dont l'émulation et les talens concourent
si puissamment aux progrès et au perfectionnement
du plus beau, du plus noble et du plus utile des arts.

(Un Publiciste.)

DISSERTATION

SUR

LA DOULEUR,

ET

DE L'INFLUENCE QUE LA NUIT EXERCE SUR LES SOUFFRANCES PHYSIQUES.

> Ah ! qu'une nuit est longue à la douleur
> qui veille.

Il ne serait presque pas nécessaire d'expliquer ce que c'est que la douleur ; il n'est personne qui ne l'ait éprouvée, et il est plus aisé de sentir la valeur de cette expression que de la définir.

Cependant il ne faut pas employer beaucoup de physique pour expliquer le sentiment de la douleur ; chacun sait qu'elle est due à l'augmentation de la sensibilité produite par la tension des fibres nerveuses, ou par leur irritation, ce qui occasionne un cours irrégulier et impétueux des esprits animaux (fluide nerveux) vers le cerveau, et dont les impressions sont ensuite transmises à l'âme qui les juge et les apprécie ; ou, en d'autres termes, la douleur est une espèce de sentiment dont sont susceptibles nos parties internes et externes, dans lesquelles se fait une dis-

2.

tribution de nerfs qui aient la disposition naturelle
de transmettre à l'organe encéphalique, et de là à
l'âme, les impressions qu'ils reçoivent : les nerfs étant
les organes conducteurs du sentiment, on doit y faire
consister la douleur ; toutes les expériences qu'on a
faites à ce sujet le prouvent. En effet, on sait qu'un
cheveu qu'on tire, une plaie dont les bords s'écar-
tent, une petite épine entrée sous l'ongle, une dent
cariée, un tendon piqué ou à demi-coupé, etc., n'occasionne la douleur, que parce que les fibres nerveuses sont irritées, tiraillées ou distendues. Car, si
l'on cesse de tirer le cheveu ou que l'on procure l'ex-
traction de la dent cariée, si l'on coupe entièrement
le tendon à demi-coupé, la vive douleur cesse dans
le moment, ou peu de temps après. *Bilon*, mécon-
tent de toutes les définitions que l'on a données de
la douleur, veut que l'on se borne à prononcer seulement le mot qui, exprimant tout ce que le monde
connaît pour l'avoir éprouvé, renferme en lui-même
une définition claire, exacte et laconique.

Rien n'est plus commun que la douleur : « Dans
» la douleur, dit Cabanis, l'animal se retire tout
» entier sur lui-même, comme pour présenter le
» moins de surface possible : dans le plaisir, tous les
» organes semblent aller au-devant des impressions ;
» ils s'épanouissent pour les recevoir dans plus de
» points. » Si le plaisir nous donne la conscience du
bien être de la vie, la douleur nous avertit des dan-
gers qui peuvent la compromettre. L'un nous fait
aimer l'existence, l'autre nous donne une salutaire
frayeur de la perdre. Aussi mettons-nous un égal
empressement à rechercher le premier et à fuir la
dernière.

L'homme est entouré de mille fléaux destructeurs qui menacent sans cesse son existence. Il reçoit des objets qui l'environnent des impressions de plaisir et de douleur. Leur action est justement sentie toutes les fois qu'elle est en juste rapport avec la sensibilité de nos organes, ou que ceux-ci ne jouissent accidentellement d'une délicatesse plus grande que celle que leur assigna la nature ; mais ce rapport est manqué, si leur action a plus de force que le tissu de nos parties n'a de résistance à leur opposer ; alors l'irritation est produite. On peut dire, en thèse générale, qu'aucun dérangement de la santé n'a lieu sans douleur.

Toute douleur suppose une impression antérieure, déterminée par une cause irritante : mais il ne suffit pas, comme je le dirai, que cette impression s'exerce sur les extrémités intentes des nerfs, il faut qu'elle arrive à l'organe commun des sensations, au réservoir général de la sensibilité, en un mot, au cerveau. Cette condition est tellement rigoureuse et nécessaire, que, si l'on intercepte la communication entre les organes et le cerveau par la compression, la ligature ou la section des nerfs, nous ne sentons plus les impressions que ces organes éprouvent, nous n'en avons plus la conscience. On sait, par exemple, combien est vive la douleur qu'excite un panaris : eh bien ! on la fait promptement cesser en plaçant sur le bras une ligature fortement serrée, qui, en comprimant les nerfs, intercepte toute communication entre le cerveau et la partie affectée. On voit manifestement, d'après cela, que, pour l'accomplissement des phénomènes de la douleur, il faut que les impressions, reçues par les nerfs soient transmises à l'organe encéphalique, et que celui-ci, ébranlé par le mouvement qui lui est communiqué, réagisse et perçoive.

Il est encore une condition nécessaire à l'accomplissement des phénomènes de la douleur ; c'est l'intégrité de la masse cérébrale. Ainsi, lorsque le cerveau se trouve lésé ou malade par un accident quelconque ; lorsque, par exemple, cet organe est comprimé par un amas de fluide, comme dans l'apoplexie, ou par une esquille détachée du crâne, dans les plaies de tête, il perd totalement ou en partie son influence sur les autres organes ; il perd cette faculté de sentir ; il ne peut plus les animer de sa puissance, ni recueillir toutes leurs impressions. Il faut donc, pour la perception des sensations douloureuses, que la masse cérébrale n'ait reçu aucune atteinte morbide.

Nos plaisirs sont d'autant plus vifs, que nous avons mieux connu la douleur. Tout le monde connaît la douleur, mais chacun ne sait pas qu'il y en a de plusieurs espèces, qu'elle prend différentes dénominations, suivant les sensations qu'elle produit : qu'on l'appelle distensive ou tensive, lorsqu'on éprouve un sentiment de tension ; gravative, quand elle cause un sentiment de pesanteur ; dilacérente, quand il semble qu'on déchire la partie douloureuse ; pulsative, quand on y éprouve des pulsations ou battemens plus ou moins sensibles ; pongitive ou lancinante, quand la partie semble être percée ou traversée avec un instrument aigu ; pertébrante, quand elle semble être percée avec une tarière ou un anviron, etc. Enfin, on distingue encore la douleur en brûlante, prurigineuse, en aiguë et en chronique. Celle qui est continue et celle qui est intermittente, ou qui offre des intervalles de calme, en vague ou errante,

superficielle, profonde ; en un mot, en générale et
en locale.

La douleur joue un grand rôle, non-seulement
dans les maladies aiguës et chroniques, mais encore
dans la plus parfaite santé.

La douleur est un phénomène très-fréquent dans
les maladies : pour en tirer des signes, il faut avoir
égard à l'âge, au tempérament, à la manière de
vivre, au climat, au degré d'irritabilité et de sensibilité du sujet, aux parties que la douleur occupe,
aux causes qui l'ont produite, à l'espèce et aux périodes de la maladie, etc.

Chez les sujets jeunes, d'un tempérament spasmodique, très-irritable, très-sensible, des douleurs
même violentes sont des signes bien moins dange-
reux que dans des circonstances contraires. *Aphor.*
« La douleur ne peut durer quelque temps, qu'elle
» ne trouble la digestion, les sécrétions et la circu-
» lation, et qu'elle ne cause l'insomnie, l'agitation,
» la chaleur, la fièvre, la soif, la sécheresse, la con-
» vulsion, etc. *Séméïotique.* »

En général, les causes qui disposent et occasionnent
la douleur, sont : le tempérament nerveux, une
susceptibilité morale et physique, le sexe féminin,
les émotions de l'âme, les climats brûlans, l'impression d'un air froid sur un corps échauffé et en sueur,
l'exposition à une température rigoureuse avec des
vêtemens trop légers, le refroidissement et l'humidité des pieds, etc. ; la suppression brusque d'une
hémorragie, d'un écoulement séreux, d'un ulcère,
d'une éruption cutanée ou de toute autre affection
habituelle ; l'interruption ou le passage d'une vie très-
active à un état sédentaire, etc., etc.

La douleur elle-même dispose à la douleur; elle est une des causes les plus énergiques de sa reproduction. Si je produis ici la douleur marchant à découvert, et escortée des symptômes que chacun lui connaît, ce sont les suivans : pouls calme ou dur, concentré, lent; quelquefois syncope; spasme, convulsions, tétanos, qui peut devenir général ou partiel : lorsqu'il est général, roideur et immobilité du tronc et des membres; ou bien corps plié en avant (emprosthotonos); en arrière (opisthotonos); ou sur un des côtés en forme d'arc (pleurosthotonos) : épilepsie, sueurs, plus ou moins copieuses, générales ou locales; diminution dans l'excrétion des urines qui varient dans leur couleur, leur odeur, leur sédiment, etc.; horreur et impatience pour la lumière la moins vive, pour le bruit le plus doux, l'odeur la moins forte, le contact le plus léger, etc.; morosité, chagrin, malgré les soins les plus affectueux; mélancolie, angoisses, désespoir, fureur, pouvant aller jusqu'au suicide; insomnie, délire, inertie et perte de la mémoire; pâleur, impuissance, marasme, enfin exténuation des forces. Lorque le chatouillement même est léger, il porte sur les sens une impression vive et voluptueuse qui épanouit l'âme et provoque le rire; mais si le chatouillement est plus fort, plus long-temps continué, exercé sur des organes et chez des individus très-irritables, l'exaltation des puissances sensitives peut l'accroître au point de changer le plaisir en douleur, de jeter le trouble dans toute l'économie, de faire perdre à la raison son empire, d'exciter des cris, du spasme, des convulsions, et même de causer la mort.

Quelquefois un sentiment de tarpeur et de formication dans une partie, précède la douleur qui va s'y établir; le plus souvent l'invasion éclate tout-à-coup, d'une manière brusque et inattendue, par une vive douleur qui prend divers caractères ; tantôt la sensibilité des organes se modifie comme s'ils étaient rongés par des chiens (ce sont les expressions des malades); tantôt comme si un poids énorme les accablait ; quelquefois c'est un trait de feu qui les parcourt avec la vîtesse de l'éclair d'un point à l'autre, ou une ardeur dévorante qui semble le consumer, comme le feraient des charbons brûlans; le plus souvent cette douleur s'accompagne de pulsations larges, fortes et rapides, sensibles même à la vue, sans rougeur, sans chaleur, et sans autres symptômes de phlogose: la douleur ne supporte pas le moindre contact; d'autres fois elle s'apaise par une légère pression; elle frappe l'observateur par la promptitude avec laquelle elle paraît.

Un rien exalte ou détruit la douleur; l'attention surtout l'avive et la rappelle; les distractions morales la calment et la préviennent; la crainte de l'avoir peut la donner.

La douleur occupe quelquefois un point imperceptible et très-circonscrit, d'où elle lance au loin ses aiguillons ; on peut l'observer aussi dans le trajet d'un nerf et de ses divisions, qu'elle marque en traits de feu.

Rien n'est plus difficile que de porter un jugément sur la nature de certaines douleurs. On a souvent de la peine à prononcer sur le siège des internes, et leurs causes sont quelquefois impénétrables. « On » sait qu'on a peu à craindre, pendant la fièvre, des » douleurs qui occupent la tête, le dos et les extré-

» mités , qui ne manquent guère de disparaître ,
» lorsque la fièvre cesse ; elles sont même quelque-
» fois d'un bon augure, si elles rencontrent le temps
» de la coction : on sait que celles des tempes , du
» cou et des yeux , annoncent une hémorragie nazale
» critique. Les vagues, dans toutes les parties internes,
» présagent quelquefois des évacuations ou des érup-
» tions salutaires ; celles des lombes précèdent l'écou-
« lement des menstrues , des hémorroïdes , ou le
» diabètes ; les douleurs de tête, qui sont violentes
» et continues, se terminent quelquefois par l'assou-
» pissement et le délire. »

Dans les phlogoses et les inflammations profondes,
etc., on a tout à craindre lorsque la douleur cesse tout
d'un coup sans cause manifeste : rien n'est plus redou-
table que la cessation subite des grandes douleurs internes dans les fièvres , parce qu'elles annoncent la
mortification ou le passage de la partie à la gangrène.

Les douleurs du pubis , des aînes, des lombes et
des reins , des maux de tête avec pesanteur et élan-
cement, les lassitudes dans les jambes, la pression douloureuse de l'abdomen , le pouls fort fréquent , souple
et ondoyant , etc. , annoncent l'approche des règles.

Les douleurs du cou sont dangereuses dans toutes
sortes de fièvres, principalement dans celles où l'on
craint que le délire survienne. *Coac.*, *seqt.* 2.

Lorsqu'une forte douleur commence avec la fièvre,
et occupe un petit organe, tel qu'un doigt, un orteil,
etc., il faut s'en méfier. *Malad. popul.* , *liv.* 2.

Les douleurs dans la vessie sont formidables dans
les fièvres continues, car elles suffisent pour faire périr
le sujet. *Prénot.*, *p.* 4o2.

Les vives douleurs de tête qui continuent pendant

la fièvre, sont mortelles, s'il y a en même temps quelques autres signes pernicieux. *Prenot.*, *p.* 402.

Dans les maladies, lorsque la douleur est aiguë, elle est moins durable, elle est toujours accompagnée de quelque rémittence, ou coupée par des intervalles de repos ; c'est un présage que savent concevoir les goutteux et les rhumatisans, à qui l'expérience apprend que les accès les plus violens sont aussi les plus courts. *Landré-Bauvais.*

Les douleurs vagues qui se répandent en diverses parties, annoncent que la maladie est déjà établie ou prête à se former. *Coac.*

Le degré de la douleur est rarement en proportion avec le danger de la maladie ; ainsi, dit Landré-Bauvais, on ne doit point, dans les maladies, juger sur les douleurs seulement ; mais il faut s'éclaircir des autres signes présens et passés. On ne doit point non plus se fier à ce que dit le malade, quand il indique le siège de la douleur ; il faut toujours se faire montrer la partie souffrante avec la main : souvent un malade se plaint de souffrir dans un autre viscère que celui qu'il indique. *Séméïotique*, *liv.* 2, *p.* 36.

Les douleurs qui surviennent dans les parties paralysées, et qui sont accompagnées de chaleur et de sueur, donnent de l'espérance pour la guérison : elles indiquent le retour du sentiment qui, pour l'ordinaire, est bientôt suivi du retour du mouvement.

Une douleur modérée, qui n'attaque pas les organes les plus essentiels à la vie, et qui est jointe aux signes d'une irritation générale, n'est pas un mauvais signe, lorsque les forces se soutiennent en bon état.

La douleur est d'un mauvais présage quand, fixe et violente, elle attaque un viscère essentiel à la vie,

et empêche l'exercice de ses fonctions. Par la perma-
nence d'une douleur vive, les forces s'épuisent, et
la doction des maladies est retardée jusqu'à ce que la
douleur diminue.

Si, au commencement d'une fièvre aiguë, le malade souffre de fortes douleurs dans le dos, dans les
lombes, ce signe donne lieu de s'attendre que la maladie sera grave et dangereuse. Les vives douleurs
dans les jambes, dans les cuisses, peuvent faire porter
le même prognostic à cette époque.

Vers la fin des maladies aiguës, les douleurs des
membres sont quelquefois salutaires ; elles annoncent
des sueurs ou des exanthèmes critiques.

Il est bon que les douleurs des parties extérieures
succèdent aux douleurs des parties internes ; l'esqui-
nancie la plus dangereuse, se juge souvent favorablement par une tumeur et des douleurs dans les parties extérieures du cou.

La douleur de tête accompagne ordinairement le
frisson fébrile, et la plupart des fièvres inflamma-
toires et les inflammations ; elle est communément
très-violente dans les embarras gastriques.

Dans l'affection hystérique, la douleur de tête est
bornée à un très-petit espace : c'est ce que l'on nomme
le clou hystérique.

Chez les vieillards, le mal de tête, avec des tintemens
d'oreilles, des vertiges, des engourdissemens dans
les membres, une diminution notable de la mémoire,
un grand penchant au sommeil, etc., précèdent souvent les apoplexies et les paralysies.

Les douleurs odontalgiques (douleurs de dents)
qui surviennent après une métastase, sont des signes
favorables. Parmi les maladies des dents, celle qui

est la plus commune, est leur douleur ; maladie souvent cruelle, et qui n'épargne personne. Elle jette dans l'insomnie, la fièvre et quelquefois le délire, les convulsions et les défaillances.

Dans les maladies aiguës, la douleur des yeux, leur rougeur, leur chaleur, la pesanteur de tête, l'apparence des objets colorés en rouge, des douleurs dans la nuque, le larmoyement avec le visage enflammé, le tintement des oreilles, un sentiment de pesanteur dans les parties latérales de la tête, un prurit dans les fosses nasales, des ébluettes, l'action vive et impétueuse des artères carotides et temporales, etc., annoncent que l'hémorragie du nez va se déclarer. Chez les mélancoliques, ces signes annoncent de nouveaux accès d'aliénation mentale.

Dans les fièvres, des douleurs dans la nuque, accompagnées de grincement des dents et de leur claquement, de pulsations violentes des artères temporales, de soubresauts des tendons, sont des signes très-fâcheux ; quelquefois même une violente douleur à la nuque, est un des premiers phénomènes qui signalent une fièvre ataxique.

Les personnes menacées de phthisie pulmonaire, les femmes atteintes d'hystérie, et dont les menstrues ne coulent pas bien ou sont en retard, éprouvent souvent des douleurs dans le dos et entre les omoplates.

Beaucoup de femmes éprouvent des douleurs dans les seins, à l'approche des règles.

Les douleurs piquantes passagères dans les seins, jointes à leur gonflement et à la suppression des menstrues, se comptent parmi les signes probables de la grossesse.

Après l'accouchement, de semblables douleurs accompagnent la fièvre de lait.

Les douleurs fixes dans le sternum, ou sous cet os, sont au nombre des signes de la syphilis. Les mêmes douleurs réunies, à une fièvre inflammatoire, s'observent dans l'inflammation du médiastin ; et si cette phlegmasie ne se termine par aucune évacuation critique, elles annoncent la suppuration.

La leucorrhée (fleurs blanches ou catarrhe utérin) détermine souvent une douleur cardialgique plus ou moins vive , et avec un sentiment de tiraillement de l'estomac.

En général, la douleur d'estomac est moins à craindre chez les personnes faibles, irritables, qui sont disposées à éprouver de violentes douleurs par la moindre irritation.

Dans les maladies aiguës , des douleurs de ventre avec des coliques et des barbarygmes , et quelques autres signes critiques', annoncent les diarrhées critiques.

Les suppurations de l'anus, accompagnées de douleurs, troublent les fonctions du ventre. *Coac.*

Dans les maladies chroniques et dangereuses, la douleur de l'anus peut donner la mort. *Coac.*, sect. 3.

Les parties sont d'autant plus exposées à la douleur, qu'elles sont naturellement plus sensibles et qu'elles ont plus de nerfs.

Quelquefois la douleur fait naître des dispositions à la colère ; elle éclate souvent pour la moindre cause et sans sujet.

La douleur elle-même dispose à la douleur.

Les fausses douleurs dans le travail de l'accouchement sont toujours inefficaces, et doivent faire craindre un accouchement long et difficile, surtout si elles sont faibles, lentes et rares. Les douleurs de l'enfantement ne se font pas toujours sentir de la même manière : c'est avec raison que les femmes redoutent ce qu'elles appellent douleurs de reins, parce qu'elles sont plus fatigantes et avancent moins le travail.

Deux douleurs ne peuvent exister en même temps ; la plus forte obscurcit ou fait taire la plus légère. *Hippocr.*

Toutes les parties de notre corps ne sont pas également susceptibles de douleur. La peau, les parties membraneuses, aponévrotiques, ligamenteuses, musculeuses sont remplies de nerfs, et par conséquent très-sensibles et très-délicates ; au lieu que le tissu-cellulaire, les graisses, le poumon, le cerveau, le sont beaucoup moins, parce qu'il entre moins de nerfs dans leur composition. *Philib. Mouton.*

La douleur peut aussi être préparée en silence, dans la profondeur de nos organes.

Les douleurs dans la région des lombes ou des reins, rendent les maladies plus graves. *Coac.*, *sect.* 2.

Quand la douleur des lombes reflue à la tête, et que l'humeur, en passant, affecte les nerfs cervicaux qui se distribuent aux bras, il en résulte un engourdissement paralytique aux bras et aux mains. *Coac.*

Si les douleurs des lombes ou des parties inférieures montent au diaphragme , c'est un signe des plus funestes. *Liv. des Prénot.*

Les douleurs qui passent des iles sur les intestins grêles, dans les maladies qui se prolongent à la suite d'une fausse couche et des lochies insuffisantes, sont très à craindre. *Coac*, 3.

La douleur de tête, avec abattement général , par

suite du rigor (frisson spasmodique), présage la mort, surtout si les urines sont sanguinolentes. *Coac., i, 3o.*

Dans les maux de tête, avec anxiété, si la surdité et l'assoupissement arrivent, il s'élève des parotides. *Coac., sect.* 12.

Dans presque toutes les fièvres, il y a chaleur, démangeaison ou douleur au front. *Rivière.* Le coryza et la plupart des affections catharrhales déterminent ordinairement une douleur tensive au front et à la racine du nez. *Traités des malad. aiguës.*

Les douleurs sciatiques reconnaissent les mêmes causes que le rhumatisme. *Rich. Nosograph. Chirurg.*

La tête douloureuse, pesante, avec assoupissement, fait craindre les convulsions. *Hippocrate.*

Quand le délire se trouve joint à l'assoupissement, c'est un signe de convulsions prochaines. *ibid.*

Une espèce de douleur extrêmement fréquente, et dont je n'ai pas encore parlé, c'est celle qui est nommée sympathique. Elle a son siège dans une partie qui est plus ou moins éloignée de l'organe lésé, mais qui entretient avec ce dernier une correspondance plus ou moins intime, soit par la communication des nerfs et des vaisseaux, soit par la continuité des tuniques membraneuses et du tissu-cellulaire, etc. Ainsi j'ai cité quelques exemples de cette sympathie douloureuse, l'inflammation du foie (hépatite) porte souvent la douleur à l'épaule droite; celle des reins appelle un spasme sur l'estomac, provoque le vomissement et le hoquet, resserre le scrotum, et fait rétracter le testicule du côté malade : la présence d'un calcul, d'une pierre dans la vessie, excite des titillations douloureuses à l'extrémité de l'urètre ; les embarras gastriques déterminent des douleurs de tête

sus-orbitaires; et réciproquement la céphalalgie, ce qui a
une influence fâcheuse sur les fonctions de l'estomac. Ces
douleurs éloignent l'appétit, suspendent l'acte de la di_
gestion, font naître des nausées et même le vomissement,
etc. On sait que, chez les enfans en bas-âge, le travail de la
dentition porte souvent ses effets sur le canal intestinal,
et occasionne des diarrhées ordinairement salutaires.
Dans l'hystérie, le sentiment d'une boule, qui monte
de la région utérine vers la gorge, n'est autre chose
qu'une sympathie de l'utérus avec les voies aériennes ;
l'application d'un vésicatoire sur la peau fait naître
une roideur pénible dans les muscles environnans en
même temps qu'il produit sympatiquement une irritation plus ou moins vive sur les voies urinaires :
une piqûre au doigt est parfois suivie d'un phlegmon
très-douloureux à l'aisselle , etc. La proximité des
organes contribue souvent aussi à faire passer la douleur de l'un à l'autre : il est rare, par exemple, que
dans la pleurésie (pleurodynie) la plèvre soit enflam-
mée , sans que le poumon ou une partie de son pa-
renchyme n'y participe. Enfin, je ne finirais pas, si je
voulais multiplier les rapports sympathiques qui lient
entre eux les différens organes du corps.

La douleur tue rarement par elle-même : elle se
termine , 1° par la syncope qui la suspend ; 2° par
résolution ; 3° par une tumeur, par des abcès , des
éruptions cutanées ; 4° par la suppuration ; 5° enfin
par la gangrène.

Sauvages, et plusieurs médecins de son temps, ont
confondu , dit-on , la douleur élémentaire , essentielle, simple', avec la douleur symptomatique ; d'autres ont établi que la douleur était toujours symptomatique, et l'ont presque rayée du nombre des maladies.

Les médecins et les opérateurs qui connaissent la funeste influence de la douleur comprimée, de cette douleur qui reste toute entière au-dedans, sollicitent leurs malades de se plaindre, et veulent qu'ils crient, ce qu'ils n'obtiennent pas de tous. Ceux qui retiennent leurs cris, par amour-propre ou par tout autre motif, présentent des différences remarquables : leur face est vultueuse et colorée, le bas-ventre s'aplatit, les hypocondres s'élargissent, la bouche est béante, comme pour donner passage à des cris qui expirent sur les lèvres, les yeux sont rouges, injectés, fixes et rarement larmoyans, tout le corps porte les marques des efforts redoublés que fait le malade pour vaincre la douleur.

Mais n'y a-t-il pas aussi des individus sur lesquels la douleur a si peu de prise, qu'il n'y a aucun mérite de leur part, ni aucun danger pour eux, à ne pas pousser un seul cri pendant l'opération la plus poignante ? Sans doute il s'en trouve de cette espèce.

S'il faut, en général, laisser crier les malades soumis à nos opérations, ou même les exciter, il est des circonstances particulières où il importerait qu'ils s'en abstinssent. Tels sont les cas de lithotomie, dans le bubonocèle ; dans la réduction des hernies, dans les plaies pénétrantes de l'enceinte abdominale, avec issue des viscères flottans ; dans celles de la tête et des poumons ; dans les grandes hémorragies, etc.

L'habitude de souffrir, rend à la longue la douleur moins sensible. L'habitude a sur la douleur une influence plus ou moins bornée. Lorsqu'elle porte sur des sensations douloureuses relatives, elle affaiblit la douleur, au point de la ramener à l'état d'indifférence :

rence : ainsi, par exemple, si on place une sonde
dans un canal tapissé par une membrane muqueuse,
comme l'urètre, et qu'on l'y laisse séjourner, l'impression que fait cet instrument est d'abord très-pé-
nible, mais bientôt elle diminue, s'émousse et finit
par s'évanouir tout-à-fait ; un pessaire agit de même
sur la membrane du vagin ; un vêtement de laine
appliqué immédiatement sur la peau, nous incommode
pendant quelques jours, puis nous paraît indifférent.
L'homme du nord, qui quitte un climat glacé pour
aller vivre sous la zône torride, supporte impatiem-
ment la chaleur dans les premiers temps, mais ne
tarde pas à s'y accoutumer.

Les passions font aussi varier la douleur ; mais elles
n'agissent point toutes de la même manière : le guer-
rier, qu'enflamme l'amour de la gloire, est atteint
d'un trait meurtrier, voit couler son sang, et n'en
continue pas moins de combattre ; tous les martyrs
de la religion enduraient avec calme les plus affreux
tourmens, en songeant à la récompense qui les attendait dans une autre vie ; on voit tous les jours la pas-
sion de la musique, celle de la lecture, suspendre,
assoupir, comme par enchantement, les douleurs les
plus aiguës. L'infortuné Dolamieu, livré à toutes les
horreurs de la faim, dans un cachot du royaume de
Naples, parvenait à alléger en partie ses souffrances,
en occupant fortement sa pensée à la composition de
son traité de philosophie minéralogique.

Quelques professions diminuent aussi les impressions de certaines douleurs. On sait qu'en général
l'homme qui mène une vie dure et fatigante, ressent
moins la douleur que le citadin efféminé que blesse
la chûte d'une feuille. Les forgerons, les verriers

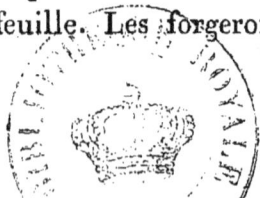

3.

passent toutes leurs journées à l'ardeur d'un feu que d'autres ne supporteraient point impunément. Les robustes villageoises, qui s'occupent de travaux fatigans, ont des couches moins longues, moins douloureuses que les femmes des villes, constamment plongées dans la mollesse et l'oisiveté.

Chaque tempérament, chaque âge a ses douleurs: l'enfant, par exemple, extrêmement impressionnable, à cause de la grande prédominance et de l'étendue de son cerveau et des nerfs, ressent avec une égale vivacité la souffrance et le plaisir ; mais il passe rapidement de l'une à l'autre. Le climat paraît avoir une grande influence sur la douleur : l'homme du nord, plus phlegmatique, ne la sent point aussi vivement que celui du midi. Certains sauvages des côtes occidentales de l'Amérique, s'enfoncent dans la plante des pieds de longs morceaux de bouteilles cassées, sans avoir l'air d'y faire la moindre attention, etc. Aussi lorsque, devenus prisonniers d'ennemis barbares, ces sauvages ont à en souffrir les plus cruels tourmens, loin de se plaindre, ils entonnent gaiement leurs chansons au milieu des plus horribles tortures, et meurent sans qu'on ait pu leur arracher une seule larme, ni même un soupir. En parlant des peuples du nord, un auteur disait : « Ce n'est qu'en les écorchant qu'on les cha- » touille. » *Roberston*, *Hist. de l'Amérique.*

Plus la douleur est vive et aiguë, plus sa durée est courte, ou du moins elle ne peut conserver long-temps le même degré de violence sans compromettre la vie. Les douleurs faibles et obtuses, au contraire, se prolongent quelquefois pendant des années.

Les enfans qu'on laisse crier, ou qui y sont contraints par de violentes douleurs, deviennent violets,

livides; leur figure et tout le corps sont injectés; quelquefois même ils tombent dans une sorte d'apoplexie
que l'on a vue devenir mortelle. Plus souvent les efforts que font les enfans pour crier, n'amènent que
des hernies dans les diverses parties du ventre.

On sait bien, sans que je le dise, que les femmes qui
crient dans le travail de l'accouchement (parturition),
accouchent quelquefois moins vîte que les autres; elles
dissipent leurs douleurs et en perdent l'effet expulsif.
Elles ne peuvent guère crier et pousser en même temps;
aussi presque toujours, lorsque l'accouchement se termine, ont-elles suspendus leurs cris, pour concentrer
tous leurs effets sur l'utérus.

La femme, beaucoup plus nerveuse, beaucoup
plus susceptible que l'homme, éprouve aussi bien
plus vivement la souffrance, mais la douleur dure
moins long-temps. L'homme, au contraire, doué d'un
appareil musculaire très-prononcé, semble braver la
douleur; mais lorsqu'elle l'atteint, c'est pour le tour-
menter avec une violence plus continue, plus opi-
niâtre. Je dirai ici, en passant, que tout marque dans
l'homme, même à l'extérieur, sa supériorité sur tous
les êtres vivans; il se soutient droit et élevé; son
attitude est celle du commandement; sa tête regarde
le ciel et présente une face auguste sur laquelle est
imprimée le caractère de sa dignité; l'image de l'âme
y est peinte par la physionomie; l'excellence de sa
nature perce à travers les organes matériels et anime
d'un feu divin les traits de son visage; ce front ou-
vert et élevé; ces yeux vifs et perçans, éloquens
interprètes des sentimens de l'âme; cette bouche,
siège du rire, organe de la parole; ces oreilles dont
la délicatesse extrême saisit jusqu'à une nuance de

ton; cette main, instrument admirable de son intel-
ligence; enfin son port majestueux, sa démarche ferme
et hardie, annoncent sa noblesse et son rang; il ne
touche à la terre que par ses extrémités les plus éloignées; il ne la voit que de loin, et semble la dé-
daigner; les bras ne lui sont pas donnés pour servir
de piliers, d'appui à la masse de son corps; sa main
ne doit pas fouler la terre, et perdre par des frotte-
mens réitérés la finesse du toucher dont elle est le
principal organe; les bras et la main sont faits pour
servir à des usages plus nobles, pour exécuter les
ordres de la volonté, pour saisir les choses éloignées,
pour écarter les obstacles, pour éviter la douleur,
pour prévenir les rencontres et le choc de ce qui
pourrait nuire, pour embrasser et retenir ce qui peut
plaire, pour le mettre à portée des autres sens. En un
mot, l'homme, par sa seule démarche droite, impose le
respect aux autres animaux qui le redoutent; ils semblent reconnaître l'étendue de ses moyens, et nous
voyons même que le lion, le tigre, l'ours et les espèces les plus féroces, à moins d'être forcées par la
faim, ou transportées par l'hydrophobie, n'attaquent
pas volontiers l'homme debout.

Le cri est un des puissans moyens de communication
qui aient été donnés à l'homme : c'est par le cri que
nous exprimons la douleur, la surprise, la crainte, la
joie, et tout ce qui nous affecte vivement et soudaine-
ment. La douleur est toujours la plus forte : elle brave
tous les calculs de l'orgueil; elle triomphe de tous les
efforts de l'amour-propre; et si la fille de HENRI
D'ALBRET, pour gagner la chaîne d'or et la boîte pré-
cieuse où était renfermé le testament de son père, put,
en accouchant d'HENRI IV, chanter le cantique béar-

nais de Notre-Dame-du-bout-du-Pont, c'est qu'elle profita d'un moment de relâche et de la suspension ins-
tantanée des maux.

Asdurbali, en parlant du siège de la douleur dans
l'enfantement, s'exprime ainsi : « Il n'y a pas le moindre
» doute que c'est dans l'orifice même de l'utérus que
» se font sentir les douleurs de l'accouchement, et non
» dans le fond et dans le corps de ce viscère, lorsqu'il
» se contracte, comme le pensent la plupart des ac-
» coucheurs ; car ce n'est pas le corps de l'organe qui
» se distend pendant la contraction, mais seulement
» l'orifice. S'il est reconnu par tous les physiologistes
» que plus la fibre musculaire ou nerveuse est près de
» se rompre, et plus la douleur est vive, on ne sau-
» rait disconvenir que plus l'orifice de l'utérus est di-
» laté, d'abord par la poche des eaux, puis par la tête
» du fœtus, plus la douleur est violente et de longue
» durée, ainsi que l'atteste l'observation journa-
» lière. »

La douleur est proportionnée au degré d'action, à
la sensibilité des parties qui opposent de la résistance,
la résistance par la douleur, par l'expression des personnes qui l'éprouvent. Si les parties qui doivent livrer passage au fœtus, étaient disposées à ne résister
que faiblement à la force expultrice, la femme, com-
parativement, accoucherait sans douleur.

D'autres ont combattu ce raisonnement, et ont dit
que le col de l'utérus n'est soumis à aucune espèce de
compression et de contraction, parce qu'il est le seul
qui doive céder à toutes les forces combinées qui se
réunissent pour déterminer son orifice à s'ouvrir.
Mémor. de l'art des Accouch.

Les femmes qui éprouvent des douleurs, accompa-

gnées de convulsions, après un avortement, en ré-
chappent rarement. *Aphor.*

Dans les avortemens qui ont lieu les premiers mois,
la femme souffre davantage que dans un accouchement à terme ; assez souvent les douleurs se prolongent plus long-temps. Dans les deux premiers
mois, l'œuf sort le plus souvent entier, et il n'est
pas rare qu'on le confonde avec les caillots de sang ;
en sorte que plusieurs femmes qui croient n'avoir
que des règles très-abondantes, viennent de faire une
fausse-couche.

Le sentiment de la douleur physique surtout, ne
peut s'exprimer que par des gémissemens ou par des
cris. Cependant on est obligé de convenir qu'il est des
hommes qui ont assez de force et d'opiniâtreté d'âme
pour la dévorer, pour en empêcher l'éclat ; mais aussi
à quoi ne s'exposent-ils pas, en tenant trop ferme
contre un besoin si pressant, contre une nécessité si
impérieuse ? On a remarqué que les individus graves,
sérieux, taciturnes, sont moins sujets à crier que ceux
qui sont pétulens, gais, et prompts à s'emporter ; que
les bilieux souffrent plus courageusement que les san-
guins, et il y a des phlegmatiques que rien ne peut
émouvoir.

Voyez un malheureux qui est travaillé par des
douleurs aiguës : tous ses muscles se contractent avec
une violence extrême ; les membres, agités de convulsions, se tordent et deviennent inflexibles ; le cou se
gonfle, tout le corps est quelquefois frappé d'une
roideur tétanique, la face surtout prend un aspect
hideux ; elle pâlit ou se colore ; tous les traits sont
bouleversés, le front se sillonne de rides profondes,
l'œil est hagard ou fixe, sec ou larmoyant, enflammé

ou éteint, cave ou saillant; la bouche s'ouvre ou se ferme alternativement; le bruit des dents ou leur claquement annonce que la douleur est à son comble.

Il est aussi d'observation qu'en général les jeunes gens qu'on opère, crient plus que les hommes d'un âge mûr. Pense-t-on que Mutius Scévola, plongeant sa main dans un brâsier ardent, ressentît de la souffrance en voyant ses chairs rôtir et se calciner vivantes? non sans doute. Il regardait encore Porsenna d'un œil aussi assuré que les paroles qu'il lui disait. On a peine à comprendre à quelles hauteurs l'imagination s'exalte et rend le reste de l'organisation muette aux douleurs comme aux plaisirs, à tout autre sentiment que celui auquel on est en proie !

Le tempérament produit aussi des modifications dans la manière de sentir la douleur : il est certain, en effet, que celle-ci a plus de prise sur les tempéramens caractérisés par la prédominance du système nerveux, que sur ceux où le musculaire est en excès ; que la moindre cause de douleur affecte les premiers, tandis qu'il en faut une puissante pour les seconds ; que le tempérament qui paraît le mieux résister aux impressions douloureuses est celui que l'on connaît sous le nom de bilieu, parce qu'il se lie ordinairement à une âme forte et élevée, à un caractère sévère et inflexible, etc. Si la constance et l'opiniâtreté du mal l'emporte sur les efforts conservateurs de la nature, l'infortuné vide toute entière la coupe de la douleur.

Au reste, il n'en est pas de la douleur comme de la bravoure : si celle-ci a souvent besoin de témoins pour éclater et faire des prodiges; l'autre se gêne ordinairement et cherche à se contraindre en public ; tandis qu'en particulier elle prend quelquefois un essor très-

bruyant et insupportable. C'est pourquoi, dans les hôpitaux et dans les rassemblemens qui en tiennent lieu
en campagne, nos opérations sont accompagnées d'un
peu moins de cris qu'elles ne le seraient ailleurs; les
blessés s'en imposant les uns aux autres, et s'efforçant
jusqu'au bout de faire parade de courage et de fermeté.

La femme, cet être si frêle, cette fleur de la nature
vivante, subit, encore plus que l'homme, le choc des
infirmités et des maladies; la preuve en est dans cette
multitude innombrable d'affections qui troublent bien
plus sa santé que ne l'est celle des autres femelles d'a-
nimaux. D'anciens philosophes et des médecins, tels
qu'Hippocrate, Aristote, ont regardé la femme comme
un être imparfait, un demi-homme, un homme manqué par la nature. Mais ce raisonnement est insoute-
nable; car la femme est, par sa constitution, aussi
parfaite que l'homme l'est par la sienne. La femme est
la tige essentielle de notre espèce; elle est la déposi-
taire, la matrice originelle des germes et des œufs. Tout
individu femelle est uniquement créé pour la propa-
gation; c'est la principale tâche à laquelle la nature
semble l'avoir appelée. Ses organes sexuels sont la racine et la base de toute sa structure : tout émane de
ce foyer de l'organisation; tout y conspire dans elle.
Le principe de sa vie, qui réside dans ses organes
utérins, influe sur tout le reste de l'économie vivante. Le sexe masculin est en effet plus extérieur ou
plus excentrique dans la génération; ainsi qu'on voit
chez les fleurs les étamines placées autour du pistil;
le mâle n'est donc pas le plus important ou le plus in-
dispensable à la réproduction. Source féconde et sacrée
de la vie, la mère est la créature la plus respectable de
la nature; c'est d'elle que découlent les générations sur

la terre ; c'est Éve, ou l'être vivifiant qui nous réchauffe dans son sein, qui nous allaite de ses mamelles,
nous recueille entre ses bras, et protège notre enfance
dans le giron de son inépuisable tendresse. La femme
a une sensibilité vive et douce qui la rend éminemment
propre à s'intéresser à l'enfance, qui lui fait surmonter
les peines maternelles par le doux sentiment de la pitié ;
la femme est beaucoup plus expansive, plus tendre
que l'homme ; la noblesse de ses organes, la délicatesse de son système nerveux, ouvrent perpétuellement
son âme à la compassion, aux sentimens affectueux, à
l'amour : elle cherche les infortunés, et s'intéresse surtout au sort du faible. Elle s'attache, avec un généreux
dévouement à tous ceux qu'on persécute ; elle prodigue
les plus tendres et les plus constans secours à l'enfant, au malade, au vieillard ; elle s'émeut jusqu'aux
larmes au simple récit des misères humaines ; elle par-
tage plutôt les peines du pauvre que les plaisirs de l'o-
pulent ; elle compte, au nombre de ses jouissances, le
soulagement qu'elle apporte dans l'asile du malheur :
telle est l'expansion de sensibilité, noble et touchant
apanage de la plus aimable moitié du genre humain !

La religion, si puissante sur nos sens, réussit de
temps en temps, en inspirant une sainte résignation,
à faire entièrement taire la douleur ; mais la nature
se venge presque toujours de cette victoire remportée
sur elle. ANNE D'AUTRICHE avait au sein un cancer,
qui la faisait, par accès, horriblement souffrir ; toutes
les fois que, pour obéir à son confesseur, elle retenait
ses cris, il lui survenait des suffocations mortelles. Le
maréchal de MUY se fit opérer de la taille, en sortant
de la messe, et après avoir puisé dans la prière et le
recueillement religieux des forces contre la douleur,

il ne poussa pas un seul cri ; mais il ne survécut que
trois jours à l'opération. Il est donc utile de crier
quand on est aux prises avec la douleur excessive :
« C'est le moyen, dit Montaigne, de débander les
» ressorts que le mal tient tendus à outrance ; et s'il
» arrive qu'il s'écoule quelques pleurs, c'est le rafraî-
» chissant le plus doux à un cœur navré. » Il est certain que, dans les grandes opérations, les cris sont
souvent favorables, quand surtout les yeux se mouil-
lent en même temps de larmes ; il semble alors que le
malade s'attendrisse (c'est l'expression de Montaigne),
et ce mot doit signifier ici un relâchement, une sorte
d'amollissement dans toutes les parties roidies par la
douleur. C'est cette roideur, c'est cette tension presque
convulsive, suscitée par la douleur, qu'il faut abattre
par le moyen des cris : elles ont leur principal foyer dans
les régions précordiales qui sont devenues le rendez-vous
de toutes les irradiations sympathiques de la douleur.
Là se sont accumulées et concentrées ses atteintes,
toutes ses impressions ; les fonctions du cœur en sont
bouleversées, la respiration se trouble, le sang est
retenu dans les troncs des gros vaisseaux, les nerfs sont
dans un état de spasme violent, le diaphragme par-
tage ces mouvemens perturbateurs, et réagit avec la
même irrégularité. Si le malade se taît et résiste, le
désordre est bientôt à son comble : il y a réaction à
la suite de ce combat intérieur, entre la douleur et la
nature ; l'empreinte de la douleur ne peut plus s'effacer;
les propriétés vitales reçoivent une direction des-
tructive ; l'organisme entier est entraîné dans cette
perversion, et une mort prompte, ou une fièvre ataxique, est le triste résultat de cet état de choses.

   Enfin, si le malade crie, s'il exhale, s'il évapore sa

douleur (qu'on me passe ce terme), ses effets sont presque nuls, et ses impressions simplement fugitives. Chaque cri, qui consiste en une profonde inspiration suivie d'une expiration précipitée et entrecoupée, dilate, distend tout ce que la douleur a serré, empêche les congestions, facilite le cours du sang dans les poumons et les vaisseaux capillaires, dégage le cœur, et ramène sans cesse l'ordre que cette sensation pénible tend incessamment à intervertir. Le travail de l'enfantement terminé, la femme ne se ressouvient plus des douleurs qu'elle y a souffertes, et peu d'instans après déjà tous ses maux sont oubliés.

La douleur est, aussi bien que le plaisir, l'apanage de tous les êtres sensibles. Il est dans la nature de souffrir et de mourir, comme de vivre et d'avoir des sensations agréables; il est dans la nature d'être malade, comme d'être sain. Le plan de la nature exigeait que les êtres animés fussent soumis à l'action de tout ce qui les environne, et que la variété des modifications qu'ils subissent dans ces chocs continuels, fût toujours en raison de la finesse de leurs organes et de la noblesse de leurs fonctions. Ainsi, quoiqu'on puisse dire dans un sens que sa main bienfaisante, qui ordonne avec tant de régularité les mouvemens vitaux, a tout fait pour conserver les individus dans un état sain, comme pour perpétuer les espèces; cependant les souffrances et les maladies sont un résultat nécessaire des lois de l'économie animale, et des circonstances au milieu desquelles l'ouvrier éternel a jeté tous les êtres vivans. La santé de l'homme est moins ferme et plus chancelante que celle d'aucun des animaux : il est malade plus souvent et plus longtemps; il périt à tout âge; au lieu que les animaux

semblent parcourir d'un pas égal et ferme l'espace de
la vie. Néanmoins, de tous les êtres créés, l'homme est
un de ceux qui jouissent de la vie la plus longue ;
mais, comme je l'ai déjà dit, il est généralement le
plus sujet aux maladies et à la douleur.

Dans l'état naturel, aucun animal n'est à l'abri des
souffrances physiques ; ainsi, par sa constitution pri-
mitive, l'homme y serait plus sujet que tous les
autres : mille fléaux destructeurs menacent sa frêle
existence. La vieillesse elle-même est une maladie, a
dit un philosophe ancien ; le malheur de vieillir vient
encore aggraver et combler nos souffrances : le goût est
usé, les sens sont morts, les ressorts de la machine
décrépite se relâchent, les canaux s'obstruent, les
roues s'embarrassent, s'arrêtent l'une après l'autre ; les
alimens deviennent un fardeau ; les plus sobres éprouvent les effets de l'intempérance ; la joie même devient
dangereuse : si le vieillard prend encore sa coupe dans
ses débiles mains, il tremble qu'à chaque instant la
mort ne vienne la lui arracher.

Arrivé à soixante ans, l'homme a déjà commencé
à décroître ; il touche au moment de sentir les premiers indices de quelque infirmité ; et, à mesure qu'il
s'éloigne de ce terme, il est de plus en plus assiégé
par les affections qui proviennent de la rigidité des
solides et de l'affaissement général des organes. En
effet, la peau, difficilement perspirable, se refuse aux
sueurs critiques ; le ralentissement des circulations
sanguine et lymphatique favorise les congestions dans
les différentes cavités ; les organes sensoriaux affai-
blis ne reçoivent plus que des impressions incom-
plettes ; les facultés intellectuelles subissent une dé-

gradation plus ou moins remarquable ; le poumon
engorgé ne se dilate qu'avec peine ; des catarrhes
chroniques établissent facilement leur siège sur des
organes devenus incapables d'une réaction énergique ;
le volume du corps diminue, le tissu-cellulaire s'af-
faisse, la peau se ride, principalement celle du front
et du visage; les cheveux et les autres poils grison-
nent, puis blanchissent. Arrivé à la caducité, la sensibilité des organes est émoussée, les digestions sont
mauvaises, le pouls est faible et tardif, l'absorption
difficile ; les glandes conglobées se durcissent, l'action organique et les sécrétions sont languissantes ;
la vue se trouble, l'ouïe est perdue complettement,
la nutrition est imparfaite, les forces morales et physiques baissent, l'odorat et le toucher partagent l'état
obtus des autres sens. Le vieillard met de la lenteur
dans toutes ses actions et ses mouvemens : les cheveux
tombent, les dents abandonnent leurs alvéoles, les
cartilages s'affaissent, les artères s'ossifient, le cœur
ne lance plus le sang dans les extrémités des artères
éloignées, le pouls baisse sensiblement, tous les
organes se durcissent privés de sucs, les fibres se ra-
cornissent, les membres tremblent, les genoux flé-
chissent et refusent de supporter le poids d'une machine accablée par les années ; le corps mal assuré
chancelle, le dos se voûte, la tête entraînée par son
poids, se penche sur la poitrine; on dirait que la
machine entière se rapproche insensiblement, et par
un penchant irrésistible, de cette terre qui l'attend,
et qui doit bientôt lui servir de dernier asile ; enfin,
dans l'état d'enfance, tout se réduit aux seuls besoins
de l'animalité, et toutes les humeurs sont disposées
à la putréfaction. Tel est le triste tableau de notre

chétive organisation, lorsqu'elle marche à pas lents vers l'époque fatale qui en est le terme.

Dans le cours de l'agonie plus ou moins prolongée, qui sert de passage entre la vie et la mort, ce sont d'abord les organes des sens qui deviennent insensibles à toutes sortes d'impressions : les yeux s'obscurcissent, la cornée se flétrit, les paupières se ferment, la voix s'éteint, les membres et le tronc sont sans mouvement, et cependant la circulation et la respiration continuent à s'exécuter; elles finissent par s'éteindre. Le pouls est filant, concentré, vide et petit; et le cœur, dans lequel le sang séjourne en remplissant ses cavités droites, meurt le dernier. C'est ce qui a fait dire à Hippocrate, que le cœur est le premier vivant, et le dernier mourant. Enfin, l'agonie est un combat, une dernière lutte contre la mort; c'est le dernier effort de la vie pour éloigner la destruction prochaine.

Rien n'est plus rare que les hommes véritablement affermis contre les craintes de la mort; le sage lui-même pâlit à son approche; il a besoin de recueillir toutes les forces de son esprit pour l'attendre avec sérénité; elle effriae le jeune homme; elle redouble les chagrins et la tristesse de la vieillesse, accablée déjà d'infirmités; les vieillards sont bien plus accoutumés à la vie, et leur esprit est plus faible et a moins d'énergie.

La mort fut toujours, pour ceux qui s'appellent des mortels, le point de vue le plus effrayant : ils la regardèrent comme un phénomène étrange, contraire à l'ordre des choses, opposée à la nature; en un mot, comme un effet de la vengeance céleste: quoique tout leur prouvât que cette mort est inévitable, ils ne purent jamais se familiariser avec son idée ; ils n'y pensèrent qu'en tremblant ; et l'assurance de posséder une âme immortelle, ne les dédommagea que faiblement d'être privé de leur corps périssable.

L'illustre Bacon a dit : « Les hommes craignent la » mort par la même raison que les enfans ont peur » de l'obscurité. » Nous nous défions naturellement de tout ce que nous ne connaissons point. Mais le sommeil profond, qu'on peut regarder comme le dernier terme du repos, ne suffit-il pas pour nous donner une idée vraie du néant ?

C'est faute de se pouvoir former une idée de la mort, que l'homme la redoute ; s'il s'en faisait une idée réelle, il cesserait dès-lors de la craindre : notre peur l'anime, nous lui donnons des traits menaçans qu'elle n'a pas, nous frisonnons à ses pieds, nous n'osons plus lever les yeux sur elle sans pâlir d'effroi ; et pourquoi frémir à la pensée de la mort ? ce passage n'est pas si terrible que nous l'imaginons ! Ingénieux à nous créer des alarmes, l'image infidèle que l'on s'en forme, d'après les conjectures, n'a aucune ressemblance avec l'original. Victime d'une folle imagination, on est malheureux par son erreur ; on invente une mort qui n'est point celle que la nature a faite, et par la crainte d'une seule, on en éprouve mille.

Où est la mort ? toujours future ou passée ; dès qu'elle est présente, elle n'est déjà plus ; avant que l'espérance nous abandonne, le sentiment est mort. Quand nous sommes frappés, nous recevons le coup, sans en sentir la douleur.

Mais l'homme ne peut concevoir un état où l'on ne sent point ; il craint donc que, lorsqu'il n'existera

plus, il aura le sentiment et la conscience de ces choses
qui lui paraissent aujourd'hui si tristes et si lugubres;
son imagination lui peint son convoi funèbre, ce tombeau que l'on creuse pour lui, ces chants lugubres
qui l'accompagneront à son dernier séjour; il se persuade que ces objets hideux l'affecteront même après
son trépas, aussi péniblement que dans l'état présent
où il jouit de ses sens. Mortels égarés par la crainte!
nos idées périront avec nous, nos pensées ne nous
suivront point dans la tombe !

Mourir, c'est dormir; c'est cesser de penser et de
sentir, de jouir et de souffrir; c'est rentrer dans cet
état d'insensibilité où nous étions avant de naître,
avant d'avoir des sens, avant d'avoir la conscience de
notre existence actuelle.

A la seule pensée de la mort, un frissonnement
s'empare de nos sens à l'idée de son image : l'homme
ne s'avance qu'en tremblant sur le bord de ce préci-
pice qui lui est inconnu; dès qu'il se penche et plonge
ses regards dans sa profondeur, il recule épouvanté!
La sage nature connaît l'homme qu'elle a formé; elle
a placé la terreur au bord de l'abîme, comme un
fantôme armé d'une épée flamboyante qui en écarte
tous les mortels; s'il ne retenait ainsi l'homme en
respect, rien n'arrêterait son âme impatiente de s'é-
lancer dans l'immortalité; ne trouvant qu'un dégoût
fatigant dans les plus doux plaisirs de la vie, il dépo-
serait au milieu de sa route ce fardeau qui l'importune. Qui pourrait l'arrêter lorsque la sombre mélancolie du suicide descend dans son âme? Sans la
terreur qui le repousse sans cesse vers la vie, sans ces
transports de crainte qui le saisissent, il briserait
ses fers, franchirait la barrière, et s'abîmerait dans

la

la mort. « Si nous étions immortels, dit Rousseau,
» nous serions des êtres bien misérables ; il est dur
» de mourir, sans doute ; mais il est doux d'espérer
» qu'on ne vivra pas toujours, et qu'une meilleure
» vie finira les peines de celle-ci. Encore une fois,
» souffrir et mourir sont une suite nécessaire de notre
» condition. Mais ce qui est une suite non moins
» inévitable du premier de nos penchans, c'est le
» désir de prolonger la vie et de fuir la douleur. La
» nécessité de mourir n'est à l'homme sage qu'une
» raison pour supporter les peines de la vie ; si l'on
» n'était pas sûr de la perdre une fois, elle coûterait
» trop à conserver. » C'est une lâcheté de craindre
la mort ; mais c'est une lâcheté encore plus grande
que de ne pouvoir supporter la vie : quiconque a
pensé sérieusement à la mort, ne se la donne jamais ;
notre devoir, notre gloire est de fuir toujours de-
vant elle, sans la perdre de vue. Pensons à la mort,
non pour alimenter nos craintes et la mélancolie ;
mais pour nous accoutumer à l'envisager d'un œil
paisible, et pour nous rassurer contre les fausses ter-
reurs que les ennemis de notre repos travaillent à nous
inspirer. « Le passage de la vie au néant n'est jamais
» douloureux. *Petit de Lyon.* » Ceux qui ont senti
des évanouissemens, les ont trouvés non-seulement
exempts de douleur, mais assaisonnés d'un plaisir qui
nage superficiellement dans les ténèbres, où l'âme se
plonge sans répugnance. Telle est la véritable idée
que nous devons avoir de la situation où se trouvent
ceux qui meurent.

Non-seulement Cicéron, après Aristote, nous représente la mort venant de la caducité, comme
exempte de douleur ; et Platon, dans le Timée, suivi

de Cardan, soutient que cette mort, causée par la défaillance de la nature, est accompagnée de volupté : mais les morts violentes elles-mêmes ne sont pas privées de tout sentiment de plaisir.

Sénèque prétend qu'aucun homme ne voudrait accepter la vie, s'il connaissait l'état où l'on se trouve en la quittant.

Gorgias, languissant dans la vieillesse et dans les infirmités, et sentant sa mort prochaine, répondit à un de ses amis, qui lui demandait s'il craignait la mort : « Comment la craindrai-je ? c'est comme si je délogeais d'une maison triste, et qui menace ruine de tous côtés. »

Spon rapporte qu'il avait vu cette inscription au-dessus d'une des statues du Dieu Terminus, qui servaient de bornes aux champs : « Que celui qui dé-» placera, ou qui fera enlever cette statue, *meure le* » *dernier des siens.* »

Un arabe, philosophe et poète, dit dans une épigramme, que, puisqu'il pleurait en venant au monde, tandis que tous les amis de la maison se réjouissaient, il est d'avis de mourir en riant, et de laisser pleurer, à leur tour, ses amis si bon leur semble.

Les Huns, dit-on, se disputent l'honneur de mourir et d'être enterrés avec leurs maîtres.

Les Thraces, au rapport d'Hérodote, versaient des larmes à la naissance des enfans, et riaient aux funérailles.

La mort et la douleur, comme je l'ai dit, excitent dans l'homme des sentimens de frayeur les plus capables d'ébranler la constance, et de troubler cette égalité d'âme qui est le véritable but où tend la philosophie.

Il ne faut souhaiter ni craindre la mort : l'homme a besoin de si peu pour si peu de temps! Tout à l'heure il va rendre à la nature avare sa propre poussière, qu'elle ne lui a prêtée que pour une heure!

Vivre toujours ici, et pourquoi? pour ne voir que ce qu'on a vu, n'entendre que des redites, passer et repasser avec ennui sur les mêmes traces, tourner avec fatigue dans un cercle continuel, désavouer aujourd'hui les désirs d'hier, bâiller sur les mêmes plaisirs, souvent être forcé d'implorer le malheur pour nous délivrer de l'uniformité dont nous sommes excédés, et goûter du moins la triste désolation du changement. Combien de fois, dans les transports même du plaisir, sommes-nous tentés de demander : n'y a-t-il rien de plus? Que le plaisir est pauvre et borné! la vie est si courte, et il meurt encore avant elle. « A peine » avons-nous parcouru la moitié du cercle de nos » jours, dit Rousseau, que le fond des sentimens » agréables est épuisé. Il ne reste plus de sensations » neuves à essuyer. Nous sommes réduits à vivre de » répétitions dont l'ennuyeuse uniformité nous lasse. »

On s'alarme pourtant, lorsque la mort frappe près de nous quelque coup inattendu ; les cœurs sont dans l'effroi. Mais quoique nos amis disparaissent, et que nous soyions blessés nous-mêmes du coup qui les tue, la plaie ne tarde pas à se cicatriser : nous oublions que la foudre est tombée, dès que ses feux sont éteints. La trace du vol de l'oiseau ne s'efface pas plus vîte dans les airs, que la pensée de la mort dans le cœur de l'homme. Nous l'ensevelissons dans le tombeau même où nous enfermons ceux qui nous étaient chers : elle s'y perd avec les larmes dont nous avons arrosé leurs cendres.

Il faut convenir que la mort est bisarre et cruelle :
si du moins elle n'emportait que les malheureux vieillards, décrépits par les glaces de l'âge ! si elle s'assu-
jettissait à suivre le cours de la nature, au lieu de la
devancer ! si elle attendait que nos corps, consumés
par les ans, tombassent d'eux-mêmes en poussière, pour
les balayer dans le tombeau ! mais souvent l'impitoya-
ble nous y traîne pleins de force et de santé.

Sans doute, l'Éternel a dit à la mort : Frappe les
coups les plus inattendus, et les plus propres à alar-
mer les vivans. Qu'elle est fidelle à s'acquitter de ces
ordres terribles ! combien d'hommes nous étonnent par
le genre de leur trépas ! notre surprise surpasse encore notre chagrin !

J'avoue que je succombe ici sous le poids de ma
douleur ; ce sujet me rappelle le souvenir d'une mère
chérie, que j'ai déjà tant pleurée. Ma main désobéit
à mon désir et tremble en finissant cet article.

Je m'aperçois que je m'écarte de mon plan et que
je dépasse de beaucoup les bornes que je m'étais moi-
même prescrites ici : cette matière ne tenant à mon
sujet qu'indirectement et de loin, me détourne de mon
objet principal.

Tout ne finit point pour nous avec la vie, tout rentre
dans l'ordre à la mort.

En parlant de la douleur, j'ai dit qu'elle était due
à l'augmentation de la sensibilité dans la partie qui
l'éprouve, tant par la tension des fibres nerveuses,
que par leur irritation, ce qui occasionnait un cours
irrégulier, impétueux, des esprits animaux vers le
cerveau, et dont les impressions étaient ensuite transmises à l'âme. Mais quoique l'âme soit le juge suprême
de la douleur, ce n'est pourtant point ici le lieu de

se jeter dans des explications métaphysiques ; elles sont hors de ma portée ainsi que de celle des autres. En effet, rien n'est plus humiliant pour l'esprit de l'homme, que de ne pouvoir se connaître lui-même, de ne pouvoir comprendre quelle est sa propre nature, comment il exerce ses facultés ; quelle peut être son |union avec un corps, de quelle espèce sont les liens qui l'attachent à une portion de matière, de quelle façon une substance spirituelle peut agir sur les objets sensibles et matériels, et recevoir des impressions de ces mêmes objets, qui n'ont avec lui aucune sorte d'analogie ni de rapport !

Combien les définitions qui ont été données sur cet objet, par plusieurs philosophes, sont obscures et vaines ! L'âme, selon Hippocrate, est un esprit délié, répandu par tout le corps ; Thalès la définit, une nature se mouvant soi-même ; Platon, une substance spirituelle se mouvant par son essence et par nombre harmonique ; Aristote, l'acte premier d'un corps organisé, ayant la vie en puissance ; Dicéargue, l'harmonie et la concordance des quatre élémens ; Asclépiade, un exercice commun de tous les sentimens ensemble ; suivant Anaxagore, Anaximène, l'âme est un composé des parties les plus déliées de l'air ; selon Empédocle, c'est un sang répandu autour du cœur ; selon Démocrite, un composé d'atômes légers et ronds ; suivant Protagoras d'Abdère, l'âme n'est autre chose que les cinq sens ; selon Héraclite, c'est une exhalaison des humeurs ; Macrobe a dit que l'âme est une étincelle de l'essence des étoiles ; Zénon enseignait que l'âme est un feu ; Épicure croit que l'âme est un mélange de quatre choses : de feu, d'air, de vent, et d'un quatrième principe qui n'a point de nom, et qu'il explique par une force sensitive. Héraclide croyait que l'âme était une portion de lumière ; Whytte la regarde comme l'unique cause des sympathies qui ont lieu dans l'économie animale ; Marc-Aurèle, qu'elle était quelque chose de semblable au vent et une exhalaison du sang. Il dit ailleurs que l'âme est une portion, une étincelle de la Divinité qui habite au-dedans de nous, ce que Sénèque exprime par ces paroles : « Dieu est près de toi, il est avec toi, il est au-dedans de toi-même. » Descartes établit, sans aucune preuve, la glande pinéale, pour être le siège où l'âme réside, et exerce immédiatement ses fonctions. « Il semble, » dit le même auteur, que ce biais est tout le meil- » leur que nous puissions choisir pour connaître le » siège de l'âme, qu'elle est immortelle dans l'homme, » entièrement distincte du corps, et capable de sub- » sister par elle-même, après la destruction de notre » dépouille mortelle. » Le cerveau, dit M. Bonnet, est l'appartement de l'âme.

Nous voyons, en ouvrant les livres de Moïse, que Dieu forma l'homme du limon de la terre, et qu'il lui inspira un souffle de vie ; par où il est clair que l'âme a une origine bien distincte du corps : de plus, il est marqué que Dieu a fait l'homme à son image. Jacob dit : « Je dormirai avec mes pères, » expression qui marque clairement l'attente d'un réveil et d'une résurrection. Si les âmes, suivant Moïse, n'étaient pas immortelles, le Dieu des vivans ne se nommerait pas le *Dieu d'Abraham, d'Isaac* et *de Jacob.*

Lorsque l'âme est tranquille, toutes les parties du visage sont dans un état de repos ; leur proportion, leur union, leur ensemble marquent encore assez la douce harmonie des pensées, et répondent au calme

de l'intérieur ; mais quand l'âme est agitée par la douleur, la face humaine devient un tableau vivant, où
les impressions sont rendues avec autant de délicatesse
que d'énergie, où chaque mouvement intérieur est exprimé par un trait, chaque action par un caractère
dont l'impulsion vive et prompte devance la volonté ;
c'est sur la face que se décèlent ces lésions profondes
qu'éprouvent nos organes. « L'homme est tout entier
» dans sa face, dit Cabanis ; c'est dans la tête, dans
» le cerveau qu'il vit le plus ; c'est par-là qu'il se dis-
» tingue de ses semblables. »

La Nuit exerce-t-elle une influence sur les Souffrances physiques ?

Cette matière, neuve encore, et sur laquelle on ne
trouve presque rien dans les auteurs, présente tant
d'intérêt, que j'aurais eu beaucoup de peine à me fixer
là-dessus, si je n'avais consulté que les livres. J'exami-
nerai pourtant ce que c'est que la nuit ; de quelle manière on doit la considérer pour parvenir à connaître
ce qui arrive à l'homme pendant ce temps, soit qu'il
jouisse de la santé, soit qu'il se trouve accablé sous le
poids des infirmités ou des maladies : en cherchant
quels sont les phénomènes qui arrivent pendant la
nuit, je serai naturellement conduit à découvrir si cet
espace de temps a ou n'a pas d'influence sur l'homme
sain.

La nuit est cet espace de temps pendant lequel le
soleil reste sous l'horison ; c'est cet instant où, privé de
l'action bienfaisante de l'astre régénérateur de toutes
les productions de la nature, l'être vivant jouit ordinairement des douceurs du sommeil ; mais pour ap-

précier les effets du sommeil sur l'organe pensant, il serait nécessaire de se faire un tableau des circonstances qui déterminent l'assoupissement. En conséquence, j'entrerai dans quelques particularités touchant le sommeil ; je me borne aux observations suivantes, et je les énonce sommairement.

Les mêmes appétits, ou les mêmes besoins, ont des heures marquées pour chacun de leurs retours, etc. ; ce caractère de périodicité se remarque particulièrement dans les retours et dans la durée du sommeil, ce qui peut tenir à l'empire tout-puissant de l'habitude.

Le sommeil, que l'on peut regarder comme le dernier terme du repos, revient ordinairement chaque jour, à la même heure ; il dure le même espace de temps ; et l'on observe que, plus il est régulièrement périodique, plus aussi l'assoupissement est facile, et le repos qui le suit salutaire et restaurant. L'assoupissement est, en outre, directement provoqué par l'application de l'air frais, qui répercute une partie des mouvemens à l'intérieur ; par un bruit monotone qui, faisant cesser l'attention des autres sens, endort bientôt sympathiquement l'oreille elle-même ; par le silence, l'obscurité, les bains tièdes, les boissons rafraîchissantes ; en un mot, par tous les moyens qui rabaissent le ton de la sensibilité générale, modèrent en particulier les excitations extérieures, et par conséquent diminuent le nombre ou la vivacité des sensations. Les boissons fermentées, dont l'effet est d'exciter d'abord l'activité de l'organe pensant, et de troubler bientôt après ses fonctions, en rappelant dans son sein la plus grande partie des forces sensitives, destinées aux extrémités nerveuses ; les narcotiques, qui paralysent immédiatement ces forces, et qui jettent en

même temps un nuage plus ou moins épais sur les ré-
sultats intellectuels, par l'afflux extraordinaire du sang
qu'ils déterminent à se porter vers le cerveau ; l'application d'un froid vif extérieur ; enfin tout annonce
que les circonstances capables d'émousser considérable-
ment les impressions, ou d'affaiblir l'énergie du centre
nerveux commun, produisent un sommeil profond plus
ou moins subit. Un certain état de faiblesse est encore
favorable au sommeil ; mais il faut que cette faiblesse
ne soit pas trop grande, ou plutôt il faut qu'elle porte
sur les organes du mouvement, et non sur les forces
radicales du système nerveux ; car, lorsqu'il est poussé
jusqu'à ce dernier point, non-seulement elle n'invite
pas au sommeil, mais, en sa qualité de sentiment in-
quiet et profondément pénible, elle occasionne des
veilles opiniâtres qui ne manquent pas, à leur tour,
d'aggraver encore l'affaiblissement ; et quand cette lassitude et cette faiblesse passent certaines limites, le sommeil ne peut plus avoir lieu. C'est ce qui a fait dire à
Cabanis : « Il est un degré de faiblesse en deçà duquel
» le sommeil est nul. (1) » Et c'est bien ici que les deux
extrêmes se touchent ; car une débilité trop considérable
et un excitement trop vif empêchent également de dormir. Chez le malade, où la faiblesse est déjà un obstacle
au sommeil, la nuit ajoute à l'impossibilité de s'y livrer,
ou le rend bien plus pénible encore que ne le serait la
veille la plus laborieuse. Aussi doit-on bien augurer
pour le rétablissement des forces, lorsqu'on voit le
malade s'abandonner à un sommeil tranquille, et qu'il
en éprouve quelque soulagement ; cette remarque n'a
pas échappée à Hippocrate : il avait espérance de la

---

(1) De l'influence du régime sur les habitudes morales.

guérison de ses malades , toutes les fois que le sommeil
les soulageait ; mais aussi , lorsqu'il les fatiguait, il le
regardait comme mortel. *Aphor.* 1 , *Sect.* 2.

Dans l'état sain , le sommeil ne répare pas les forces
seulement par le repos complet qu'il procure à certains
organes, et par la diminution d'activité de tous ; c'est
surtout en transmettant, du centre cérébral à toutes
les parties du système , une nouvelle provision d'excitabilité , qu'il produit ses effets salutaires ; car lorsqu'il se borne à suspendre les sensations et les mouvemens extérieurs , son efficacité restaurante n'est plus la
même, etc. Tous les organes dont le sommeil fait cesser
l'action, ne s'endorment pas tous à-la-fois : l'organe de
l'ouïe veille encore , par exemple , long-temps après
que celui de la vue ne reçoit plus de sensations. Dans
les états comateux , l'on voit quelquefois l'odorat ,
mais plus souvent le goût ou le tact, sentir vivement
encore , quand la vue et l'ouïe ne donnent plus aucun
signe de sensibilité.

Si les sens ne s'assoupissent point tous à-la-fois , leur
sommeil n'est pas non plus également profond : le goût
et l'odorat sont ceux qui se réveillent les derniers ; la
vue paraît se réveiller plus difficilement que l'ouïe ; un
bruit inattendu tire souvent de leur léthargie des som-
nambules sur qui la plus vive lumière n'a fait aucune
impression , leurs yeux même étant ouverts. Enfin le
sommeil du tact, comme l'appelle un auteur mo-
derne, est évidemment plus facile à troubler que celui
de l'ouïe ; car il est notoire qu'on peut dormir paisi-
blement au milieu du plus grand bruit , souvent même
sans en avoir une longue habitude ; et les sensations
pénibles du toucher , n'ont pas besoin d'être très-vives
pour faire cesser un sommeil profond. La même per-

sonne, qu'on n'a pu éveiller par des bruits soudains très-forts, se lève tout-à-coup en sursaut, au plus léger chatouillement de la plante des pieds.

Ce qui se passe dans les organes des sens et dans les autres parties extérieures, est l'image fidelle de ce qui se passe dans celles qu'animent les extrémités sentantes internes : les viscères s'assoupissent l'un après l'autre ; ils dorment à différens degrés, et d'une manière successive très-inégale. Il n'est personne qui n'ait besoin du secours puissant du sommeil ; tout ce qui respire en ressent les douceurs : à son approche, la respiration se ralentit, mais plus marquée, plus égale que pendant la veille ; tout le temps qu'il dure, et surtout dans les premières heures, elle est tout à-la-fois lente et profonde. Si nous sommes bien couverts, la chaleur aliteuse est plus grande et produit la raréfaction, et cette raréfaction est suivie d'une transpiration plus abondante. Le pouls et la pulsation des autres artères se relâchent un peu pendant le sommeil ; l'estomac, en général, agit plus lentement et plus incomplètement ; le mouvement péristaltique des intestins languit ; les différens sucs digestifs qui arrosent le canal alimentaire, et qui concourent à leur animalisation, paraissent eux-mêmes avoir moins d'énergie ; les évacuations alvines sont retardées, etc. ; en un mot, tous les mouvemens qui font partie de la digestion deviennent plus faibles et plus lents. Cependant il est certaines personnes, celles surtout qui se livrent à des travaux manuels très-forts, ou qui font un grand exercice, qui digèrent bien pendant le sommeil, tandis que chez d'autres les fonctions de la digestion s'exécutent avec plus de facilité pendant la veille.

S'il m'était permis de hasarder quelques conjectures

sur les causes prédisposantes du sommeil, je les trou-
verais dans ce qui constitue la différence de la nuit et
du jour. Je sais qu'il est peut-être plus sage de recourir
aux causes finales ; à cette loi primordiale qui assujettit
la nature, dans tous ses actes, à des périodes réglées,
à des alternatives de repos et de mouvement, qui veut
que le sommeil soit une conséquence nécessaire de la
veille, comme la faim, cette sensation si impérieuse,
qui nous avertit de réparer nos pertes, est le résultat
du mouvement de décomposition, et des excrétions
qui en sont la suite, etc. Mais cette vérité une fois re-
connue, voyons quelles sont les circonstances qui disposent au sommeil ? quels sont les moyens que la nature s'est ménagés, pour ainsi dire, afin d'assurer
l'exécution constante de cette loi, pour amener
l'homme à dormir, par une impulsion invincible plus
ou moins intense ?

La lumière est un obstacle au sommeil. Les uns ont
attribué le sommeil à l'engorgement, à la compression,
à l'affaissement du cerveau et à la stagnation du sang
dans les vaisseaux de cet organe, sans oublier la pré-
tendue pression de l'estomac sur l'aorte. D'autres l'ont
attribué à la diminution du sang qui se porte à la tête,
et qui doit stimuler le cerveau : ceux-ci, à l'épuisement
des esprits animaux ; ceux-là, à la concentration des
forces sur l'épigastre. Brown, à la perte de l'excitabilité.

En élaguant tout ce qu'il y a de mécanique dans ces
explications, il est facile de voir que toutes les autres
se réduisent à supporter la chûte des forces et le
besoin de les relever. Mais cette assertion a quelque chose de trop général, et l'on doit reconnaître
avec Bartès, qu'il s'agit ici plutôt de l'affaissement des
forces sensitives, que de celui des forces radicales ; car

il n'y aurait pas de raison pour que la vie organique se soutînt, pendant le sommeil, à un plus haut degré que la vie animale.

Dans la nuit, par cette privation momentanée de la lumière, la nature, cette mère vigilante, a voulu nous faire sentir que l'homme n'est pas condamné à un travail continuel, en nous assignant, d'une manière si remarquable, et le moment où nous devons faire usage de nos facultés, et celui où, par un repos salutaire, nous devons acquérir de nouvelles forces.

Les poètes, dont l'imagination toujours féconde ne se nourrit que de merveilleux, ont fait de la nuit une divinité qu'ils ont représentée sous différentes formes : les uns lui donnent des ailes comme à l'amour et à la victoire, pour marquer la rapidité de sa course. Euripide la représente ingénieusement, couverte d'un grand voile noir, parsemé d'étoiles, parcourant sur son char la vaste étendue des cieux. Énée, avant de descendre aux enfers, immole une brebis noire à la nuit, comme mère des Euménides, etc.

Presque tous les peuples prenaient la nuit en mauvaise part ; quelques auteurs la définissaient : *Quòd oculis noceat.* Virgile, au premier livre de l'Énéïde, en donne une idée vraie. Certains poètes la regardent comme la mère de l'Énéïde, du cruel destin, de la misère, de la douleur, de la mort....

Les Grecs pourtant lui donnaient l'épithète de sage et de prudente, parce que c'est pendant la nuit qu'on se livre ordinairement aux réflexions si nécessaires dans la conduite de la vie. Au rapport de César, les anciens Gaulois divisaient le temps, non par jour, mais par nuit. Si on en croit quelques voyageurs, les Arabes en font encore de même.

Les anciens Hébreux partageaient la nuit en quatre parties égales : depuis six heures jusqu'à neuf, de neuf à minuit, de minuit à trois heures, et de trois à six.

D'autres la divisaient en six parties, qu'ils désignaient sous les noms de *Vespera*, commencement de la nuit ; *Conticinium*, le temps le plus calme de la nuit ; *Concubium*, le premier sommeil des hommes ; *Intempestas nox*, la profonde nuit ; *Gallicinium*, le temps de la nuit où les coqs chantent ; *Luciferum*, le temps qui apporte la clarté.

Cette dernière paraît la plus conforme à la marche de la nature, en ce qu'elle peut être facilement adaptée à toutes les nuits des diverses saisons de presque tous les climats de la terre.

Si on examine ce qui se passe dans la nature, à ces différentes périodes de la nuit, on observe qu'elles ont chacune une impression contraire sur le moral comme sur le physique de l'homme. Au *Vespera*, nous voyons presque tous les êtres vivans en mouvement, chercher avec précipitation le lieu où, en repos, ils pourront se mettre à l'abri des intempéries de l'air. Ne pouvant plus recevoir, de l'astre bienfaisant qui les réchauffait pendant le jour, la même faveur pour la nuit, ils y suppléent en augmentant, par le moyen du feu, cette chaleur dont ils sentent déjà la privation ; ou bien, s'ils sont dépourvus de cet élément si utile au maintien de la vie de l'homme en société, ils ont le soin de se couvrir tout le corps avec des substances propres à conserver leur chaleur naturelle : car celle qui se dégage du corps à chaque instant, étant retenue par des matières non conductrices du calorique, il se forme en eux-mêmes une atmosphère particulière qui se trouve en rapport avec la chaleur intérieure du corps, et leur

procure ce bien être que nous éprouvons quelques
instans avant de goûter les premières douceurs du sommeil.

Le *Conticinium* est ce moment heureux où l'homme
de bien jouit en paix, au sein de sa famille, des
bonnes actions qu'il a faites pendant le jour, et où le
scélérat, en proie aux remords de sa conscience, craint
l'œil perçant de la justice et cherche à étouffer ce cri
intérieur, le premier vengeur du crime, en s'abru-
tissant par la débauche, ou en méditant de nouveaux
forfaits, etc.; car c'est le soir que nous sommes heureux
ou malheureux par le souvenir de nos actions du
jour.

Au *Concubium*, le corps, à l'abri des injures de l'air
est exempt des rigueurs des saisons, l'esprit calme et
tranquille; l'homme jouit pleinement de toutes ses
facultés; tous ses organes exécutent leurs fonctions
avec cette facilité qui amène promptement ce doux
anéantissement de nous-mêmes (le sommeil), cette
image trompeuse d'une mort qui, pour me servir de
l'expression de l'ingénieux auteur de la médecine de
l'esprit, nous est si nécessaire pour nous redonner la
vie.

L'*Intempestas nox*, que Virgile nous peint d'une
manière si belle, est le temps le plus calme de la nature; c'est pendant son règne qu'il y a une plus grande
somme de bonheur répandue sur la terre : les passions violentes sont interrompues; les travaux écra-
sans ne fatiguent plus l'espèce humaine; le prisonnier,
chargé des fers du despotisme, plane loin de son cachot.

« Arrivée au milieu de son cercle, assise sur son
» trône d'ébène, la nuit, comme un Dieu dans une

» majesté voilée et sans rayons , étend son sceptre de
» plomb sur un monde assoupi. Quel silence !... quelle
» obscurité profonde !... L'œil ne voit aucun objet ;
« l'oreille n'entend aucun son ; toute la création dort :
» il semble que le mouvement qui donne la vie à l'u-
» nivers se soit arrêté , et que la nature fasse une
» pause. Repos terrible , image prophétique de la fin
» du monde !..... *Young.* »

A peine le coq , cette horloge vivante des tran-
quilles habitans de la campagne , a-t-il commencé à
faire entendre ses chants réitérés , que le laborieux
cultivateur, l'artisan ingénieux, méditent déjà sur les
moyens de rendre leur journée plus lucrative. Ce vo-
latile est une sentinelle vigilante que Dieu a placé
près de l'homme pour l'éveiller dans la nuit , et rap-
peler ses pensées vers son auteur. Le plan de leur
travail se retrace dans leur imagination ; ils n'attendent
plus , pour se livrer à leurs pénibles occupations, que
l'instant où le crépuscule viendra les aider de sa faible
lumière.

Dès que le *Luciferum* , en chassant les sombres ténèbres, vient avertir le vigilant pasteur de conduire
son troupeau vers les pâturages où il doit bondir toute
la journée , l'intrépide voyageur, occupé du chemin
qu'il a à parcourir , s'élance déjà au milieu de sa
route ; tandis que l'indolent citadin, couché molle-
ment, prend un repos qu'il ne s'est procuré qu'avec
bien de la peine , en passant les nuits. . . . . .
parce qu'en bouleversant l'ordre établi par la nature,
il a employé une partie de ses veilles opiniâtres à
des plaisirs ou à des occupations auxquelles il devrait
renoncer, s'il attachait quelque prix à sa santé.

On a reconnu que la mortalité était plus considé-
                                                    rable

rable le matin, après le lever du soleil, ensuite le soir, aux heures de son coucher; qu'il meurt plus de personnes de jour que de nuit, et qu'en été la mortalité augmente un peu vers deux à trois heures après midi; qu'on meurt moins, de six heures du soir à trois heures du matin. Mais la nature jugeant les maladies, en bien ou en mal, par des retours périodiques que nous voyons correspondre à des époques fixes du jour, il est probable qu'on est plus exposé à périr à l'heure où redouble le paroxysme de l'affection dont on se trouve attaqué.

Une maladie est d'autant plus dangereuse qu'elle est étrangère à l'âge de l'individu, à sa constitution, à son habitude, et à la saison où elle se déclare. En définitif, qu'appelle-t-on maladie? n'est-ce pas une modification de la vie? On sait qu'elle consiste dans une aberration d'action dans les foyers de la sensibilité ; qu'elle est l'effet d'un trouble suscité dans l'économie animale, dans le but de détruire un embarras que la nature s'efforce de lever, que chaque organe y envoie son contingent d'action, d'où il résulte que les forces sont alors inégalement réparties ; enfin qu'elle est un concours de symptômes ou un dérangement dans une ou plusieurs fonctions, dépendant de quelque vice organique, et de l'action augmentée ou diminuée de quelque partie de la machine animale. Partant de cette définition, on est donc convenu de donner le nom de maladie à tout état de notre corps dans lequel les fonctions, soit vitales, soit naturelles ou animales, sont dérangées, et que la maladie n'est qu'un effort de la nature, qui tend à éloigner, à détruire la cause qui l'entretient. Mais, pour qu'il y ait absence d'affection morbide, il faut qu'il règne une harmonie parfaite

5.

dans les principaux centres vitaux, pour que les forces
et les fonctions soient réparties dans un ordre convena-
nable, et afin que les organes exécutent avec aisance
et liberté ces mêmes fonctions qui leur ont été dépar-
ties par la nature; c'est alors que l'homme jouit de
la santé. « La vie tient d'une manière si particulière à
ce conflit, à ce contre-balancement des forces, qu'elle
tendrait bientôt à sa fin si ces mêmes forces qui sont
destinées à l'entretenir, ne se soutenaient mutuellement
selon l'ordre d'antagonisme ou de liaison qui est établi. C'est donc de cette harmonie d'action dans les
principaux centres de la sensibilité, que dépend l'ac-
cord des organes, et par conséquent la santé; et toutes
les fois que cette harmonie sera troublée par quelque
dissonnance, la maladie sera établie ou prête à se
former. *Tourtelle.* »

Il n'est presque pas possible de trouver une personne qui puisse jouir d'une santé entièrement parfaite. C'est ce qui a fait dire à un célèbre profes-
seur de médecine : « *Quot quot sumus homines to-
tidem sumus œgroti.* »

Un organe envahi par la douleur devient un centre
d'action où s'irradient sympathiquement le sang et les
autres humeurs.

L'ensemble de la nuit nous offre, en général, un aspect sombre et lugubre, dont l'impression se fait
fortement sentir sur la plupart des hommes. L'obscurité de la nuit inspire une frayeur et une espèce de
crainte intérieure, dont bien peu de personnes sont
capables de se garantir. Rien n'est plus triste que les
ténèbres ; la nuit effraie naturellement les hommes,
et quelquefois les animaux. La raison, les connaissances,
l'esprit, le courage, délivrent peu de gens de ce tribut.

On a vu des raisonneurs, des esprits forts, des philosophes, des militaires, intrépides en plein jour,
trembler la nuit, comme des femmes, au bruit d'une
feuille d'arbre.

La nuit dispose fortement à la terreur, parce que
nous ne saurions repousser les causes de destruction
qui viendraient nous assaillir ; parce que nous ne pouvons les apprécier, et que l'âme est dans l'impuissance de les juger. L'œil, le plus sur de tous les sens,
cet organe qui peut prolonger, renouveler ou varier
à son gré les impressions, n'est alors d'aucun usage,
ou ne transmet que des perceptions fausses. De là, cet
état de méfiance et d'appréhension qui se change si
facilement en frayeur. Non-seulement nous voyons
mal les objets, parce qu'ils ne sont point éclairés,
mais il semble que l'âme aille au-devant des sensations
pénibles, et que l'imagination, si habile à se créer
des fantômes, nous offre sans cesse des motifs d'é-
pouvante. Dans ce silence de la nature, nous sommes,
en quelque sorte, livrés à nos propres forces, nous
n'avons de secours à attendre de personne ; on dirait
que, dans cet état de repos, chaque être ne vit que
pour soi : mais par les ténèbres et le silence qui lui
sont propres, la nuit a une action tres-marquée sur
l'homme même en santé, et, à plus forte raison, sur
certaines maladies, surtout sur celles qui sont carac-
térisées par des idées bisarres, fantastiques, et en général, dans toutes les lésions du cerveau. Si, en effet,
dans l'obscurité, les objets offrent une autre forme
que dans le jour ; si le concours de la raison est alors
nécessaire pour apprécier ceux qui paraissent d'une
forme différente, et que l'imagination active ou pré-
venue transforme si souvent en prestiges ; s'il faut

quelquefois recourir au tact pour détruire l'illusion
qu'ils font sur nos sens; si en effet les visions sont les
enfans des ténèbres, et n'ont jamais été accessibles dans
le jour aux cerveaux sains, on sent donc combien les
maniaques, les délirans doivent éprouver de fausses
sensations, que leur jugement ne peut redresser, et
qui affectent si cruellement leur imagination. Enfin,
on sait même que des personnes très-raisonnables, et
douées d'un esprit supérieur, mais tourmentées la
nuit par ces visions fantastiques, n'osent coucher
seules, quoiqu'elles gémissent de leur foiblesse, et en
sentent tout le ridicule.

Cet isolement, cette espèce d'abandon dans lequel
nous nous trouvons, les préjugés de notre enfance
qui reprennent leur empire, ajoutent encore à nos
raisons de craindre, et la moindre impression qui
aurait quelque chose d'extraordinaire, est capable de
nous glacer d'effroi.

Mais le malade !... aussitôt que la nuit commence,
une lampe sépulcrale remplace pour lui l'astre du jour;
ses parens, ses amis, qui l'avaient visité, songent à re-
gagner leur demeure; un silence effrayant règne autour
de lui; tout semble l'abandonner dans la nature. Le
doux sommeil, dont le baume répare le corps épuisé,
fuit le malheureux, exact à se rendre aux lieux où
sourit la fortune, il évite d'une aîle rapide l'endroit
où il entend gémir, et va se reposer sur des yeux qui
ne sont point trempés de larmes. Hélas! le malade
reste seul avec sa douleur; alors ses maux deviennent
plus cuisans, parce que rien ne l'en distrait, parce
qu'il est, pour ainsi dire, réduit aux sensations qu'ils
lui procurent; il voit mieux le péril auquel il est
exposé, ou plutôt il l'exagère; le découragement qui

se met de la partie, s'empare de son âme ; heureux encore si le désespoir ne vient aggraver ses souffrances !... Après quelques momens d'un repos agité, il se réveille. Heureux ceux qui ne se réveillent plus! Les journées sont trop courtes pour suffire à sa douleur ; et la nuit, oui la nuit la plus noire, au moment même où elle s'enveloppe des ténèbres les plus profondes, est encore moins triste que sa destinée, moins sombre que son âme.... » Une heure sonne, il ne compte les heures qu'après qu'elles sont perdues : le son de l'airain frémissant retentit au fond de son âme ; il la sent tressaillir comme à la voix de l'ange du jugement. S'il a bien entendu, la cloche a sonné la dernière de ses heures ; où sont maintenant celles qui l'ont précédée? elles sont avec les années qui ont vu naître le monde ; ce signal lui annonce qu'il faut quitter la vie ; déjà la mort applique sa dent meur- trière sur son corps languissant ; ses craintes se réveil- lent dans le trouble ; tout son être est en alarme ; son âme se cherche et se replie sur elle-même pour se voir. *Young.* » Ainsi, tandis que l'avenir se taît sur notre destinée, chaque moment qui passe peut com- mencer pour nous l'éternité... Cruels !.. oubliez que c'est ici l'instant consacré à votre repos, arrachez-vous des bras du sommeil, rappelez-vous que votre sem- blable ne peut en goûter les douceurs : allez, prolongez pour lui, s'il est possible, les impressions de la jour- née, trompez sa douleur, versez dans son âme les consolations de l'amitié, et qu'à force d'illusions, il oublie un moment qu'il est malheureux. Comme dit Sénac : « Il est des choses dans la vie dont il est quel- quefois utile de perdre le souvenir. »

Quand la maladie est marquée au coin de l'incura- bilité, elle ne doit pas être importune. « Le médecin,

dit Tourtelle, n'abandonnera pas néanmoins le malheureux dont l'état est désespéré : la nature a tant
de ressources ; elle a si souvent trompé les craintes
les mieux fondées, et révoqué des arrêts de mort
que l'on croyait sans rappel ! et d'ailleurs, quand
celle-ci serait inévitable, il faudrait encore fomenter
les espérances de retour à la vie, répandre le baume
consolateur de la philosophie sur les souffrances du
malade, l'aider à les supporter avec constance et fermeté, et même jeter, s'il est possible, des fleurs sur la
route qui le conduit au tombeau ; abandonner un infortuné dans cet état, serait une cruauté. L'homme de
notre art qui ne se sent pas capable de remplir ce pieux
devoir, est peu digne d'exercer la plus noble des professions.

Les maux viennent bien vite, et les consolations
bien tard. Bâcon, dans ses œuvres philosophiques,
regarde l'art de rendre la mort douce, comme le com-
plément de celui d'en retarder l'époque.

La médecine morale nous est aussi nécessaire que
l'autre. Quelles ressources n'offre pas au médecin l'art
de calmer les passions, et quelquefois de les exciter !
Combien d'accidens dans les maladies dérivent de la
disposition de l'état actuel de l'âme ! le médecin appelle
toute la nature à son secours, mais il a besoin d'in-
terroger aussi les cœurs, d'étudier les secrets replis
de l'âme où se cachent l'amertume des chagrins, les
passions rongeantes, et de ménager les infirmités morales, en même temps qu'il console les organes
corporels.

Dans les maladies, parmi les passions, l'espérance
est une des plus salutaires ; on peut y joindre la joie,

quoique celle-ci, si elle est trop vive, si elle survient trop promptement chez les malades faibles et irritables, entraîne quelquefois des suites dangereuses et mêmes mortelles.

Chez les malades, l'espérance et une joie modérée sont utiles. *Hippocrate.*

La fermeté, la tranquillité de l'âme, la patience sont de bons signes. Les affections tristes et effrayantes ont quelquefois fait rentrer subitement des éruptions, et causé des convulsions dans d'autres maladies.

Il est assez naturel que des personnes simples et faibles, des femmes délicates, émues de craintes, de regrets, dans le silence des ténèbres, s'imaginent entendre et même voir les images d'un être qu'elles ont chéri, d'un ennemi qu'elles ont offensé; l'un leur paraîtra hàve et triste, couvert de linceuls funèbres et de la poussière des tombeaux; l'autre, menaçant et gigantesque, armé des brandons de la vengeance, ou secouant des chaînes ensanglantées. Mais ce rêve de notre imagination n'est qu'une erreur d'optique, parce que nos facultés intellectuelles reçoivent d'autant plus d'activité, que les sens externes en ont moins, et la situation horizontale dans le lit, dispose au délire comme au sommeil, à cause que le sang afflue plus abondamment au cerveau, que dans la position droite.

Ceux qui sont attaqués du cauchemar (incube), qui arrive dans la nuit et qui est accompagné d'un sentiment de pesanteur sur la poitrine et de frayeur pendant le sommeil, doit être attribué à l'estomac surchargé d'alimens, à une digestion pénible, à la présence des vers, à la trop grande quantité de sang, à l'habitude de se coucher sur le dos, ou à une affection nerveuse, etc.

Dans les maladies, la crainte de la mort est d'un mauvais présage. *Aphor.*

Un calme et une tranquillité d'âme, qui surviennent tout-à-coup dans une maladie très-dangereuse, après beaucoup d'inquiétude, et sans d'autres signes favorables, annoncent la mort. *Hippocrate.*

On raconte de la crainte des effets presque merveilleux; à en croire les historiens de notre art, des paralytiques retenus dans leurs lits depuis nombre d'années, se sont levés et ont marché, pour se garantir d'un incendie qui menaçait de les consumer; des muets ont aussi, dit-on, parlé tout-à-coup.

La crainte de la mort, les affections tristes, ont trop souvent produit des effets fâcheux à la suite des couches.

Dans les douleurs, les facultés intellectuelles participent à ce trouble général; la mémoire ne tient aucun compte des maux passés, si ce n'est pour les trouver bien inférieurs aux maux présens. Marc-Antoine Petit rapporte qu'un jeune médecin, attaqué d'un anévrysme de l'aorte, passait d'effroyables nuits: « Chaque » palpitation que je sens, disait cet infortuné, me » semble un coup de pioche donné pour ma fosse. »

D'après cette esquisse, on voit déjà l'état où se trouve le malade pendant la nuit. Mais durant le jour, l'homme en santé ne peut jamais être dans un repos total; quand le corps n'est pas entièrement ou partiellement en mouvement, l'esprit est nécessairement agité par une contension plus ou moins fatigante. Comme dit Rousseau, « Quand les bras travaillent, l'imagination se repose. » Il n'y a dans tout le cours de la vie humaine que ces trois alternatives: première alternative, action du corps ou de quelques-unes de ses parties; seconde alternative, action du cerveau occupé par l'imagina-

tion ou tourmenté par la douleur; troisième alternative, ou bien relâche de l'action du corps ou du
cerveau par l'effet du sommeil. Toutes les forces du
corps qui ont été dépensées pendant le jour, par le
mouvement corporel, par cette sorte de locommotion,
par la perte des sueurs, et des autres excrétions abon-
dantes, ont dû nécessairement user la portion de
tonicité, qui lui est départie par la nature. L'énergie
du cerveau, elle-même, a éprouvé aussi une diminution notable. Le corps n'a plus cette activité, cette
vigueur dont il était doué le matin; la tête pesante, le
corps lourd, les membres fatigués, il éprouve un sentiment général de lassitude qui lui indique le besoin
du repos. Voilà ce qu'est l'homme le soir, par rapport
à lui-même. Voyons ce qu'il est dans la nuit.

Si nous interrogeons les instrumens thermométri-
ques, pendant ce temps, nous trouvons peu de changement dans le baromètre. On observe pourtant que,
généralement, il est un tant soit peu plus bas le soir,
et que le thermomètre aussi est constamment beaucoup
plus bas que dans le jour, et va presque toujours en
baissant jusques un peu avant le lever du soleil,
époque où il est le plus bas; enfin l'hygromètre
montre également bien plus d'humidité le soir, que
pendant le jour; quelquefois il en annonce une excessive pendant ce temps; d'où l'on voit que le froid
et l'humidité vont en augmentant toute la nuit jusqu'au *Luciferum*. On se rend facilement raison de ces
phénomènes, quand on se rappelle qu'il y a dans toutes
les saisons, comme cela est suffisamment prouvé, une
grande évaporation d'eau pendant le jour; il doit donc
se faire le soir et pendant la nuit une condensation
proportionnée à la chaleur du jour et à la faculté

dissolvante de l'air ; car on sait que, plus l'air est froid ,
moins il dissout d'eau ; il suit donc de là qu'une partie
des vapeurs , élevées dans la journée , retombe vers le
soir , après le coucher du soleil et durant la nuit ; si
elles sont raréfiées pour être invisibles , elles forment
alors la rosée du serein, etc. Veut-on s'en convaincre,
il s'uffit de s'exposer une soirée d'été , pendant une
heure seulement , à l'air libre, et on s'aperçoit bientôt que tous les vêtemens se trouvent humectés ; ou
bien , si on l'aime mieux , qu'on se place , après un
beau jour d'été , entre le soleil couchant et une grande
cité, on verra très-sensiblement un brouillard épais
et rougeâtre se précipiter vers la terre , et alors on ne
sera plus surpris de l'état d'humidité de l'atmosphère
pendant la nuit. Ces brouillards sont plus fréquens
le printemps et l'automne , à cause de la différence
plus marquée de température entre le jour et la nuit :
d'où il résulte qu'en général l'air de la nuit est froid
et humide ; je pourrais même ajouter qu'il est mal
sain , si on remarque combien il est plus chargé pendant ce temps, que durant le jour , de substances hétérogènes de toute nature, provenant soit des éma-
nations qui sortent de la terre, lorsque le soleil la
réchauffe ; soit des effluves immenses que produisent
les lieux marécageux et humides ; enfin des colonnes
de fumée qui naissent au-dessous des veines des mé-
taux et des mines ; sans parler de la quantité d'exha-
laisons qui s'échappent du corps des animaux, des
vapeurs qui viennent des cimetières, des voieries, etc.;
c'est pendant la nuit que le froid condense tant de
matières diverses qui avaient été vaporisées par la
chaleur du jour. D'après cela , il est donc facile de
sentir combien nos corps doivent être différemment

affectés par l'atmosphère du jour, et par celle de la
nuit. Car la nuit étant généralement froide et humide,
doit produire une détente contre nature dans les solides, une flaccidité, un relâchement dans le système
vasculaire, un défaut d'énergie et d'oscillation dans
la fibre, une aggrégation molle et rapide dans les
principes constitutifs du sang, une diathèse séreuse et
lâche dans les humeurs, une lenteur dans les sécrétions et excrétions, et particulièrement un défaut de
transpiration, qui doit causer le plus grand ravage dans
le corps humain, par sa répercussion et ses métastases.

Pendant la nuit, ou lorsqu'on est plongé dans une
atmosphère faiblement lumineuse, on éprouve un
engourdissement dans les muscles de la vie animale,
une stupeur dans les articulations, et surtout dans les
genoux; la respiration s'affaiblit, le pouls devient plus
lent; les forces intellectuelles s'abaissent; en même
temps la vue s'obscurcit, sans cesser d'abord entièrement de percevoir la lumière; le goût, l'odorat et
l'ouïe s'anéantissent successivement; le sens du tact
participe bientôt à cet état d'inertie; le cerveau tombe
dans une espèce de *collapsus*; il n'existe plus de re-
lation entre le moi de l'animal, et les objets qui l'environnent, il est réduit à la vie assimilatrice; il dort.

J'ai dit, dans le cours de cette dissertation, que la
lumière était un obstacle au sommeil, et personne
n'ignore l'action du froid à cet égard. Ramazzini a produit, au moyen du froid, un sommeil artificiel sur des
grenouilles; ont sait que cette sensation, portée à un
certain degré et continuée pendant quelque temps,
entraîne le sommeil par un penchant irrésistible:
malheur à ceux qui ont la faiblesse de s'y livrer! ils
trouvent la mort là où ils ne cherchaient que le repos.

Cette idée des poètes qui regardaient la nuit comme
une mort passagère de la nature, a un côté philosophi-
que qui me paraît d'une grande vérité : ce silence, ce calme
qui règne alors, cette espèce d'inaction dans laquelle
sont plongés tous les êtres animés, n'est-elle pas une
suspension de la vie, au moins dans ces phénomènes les
plus manifestes?

On conçoit aisément, d'après ceci, combien la nuit
peut apporter de changemens dans la situation d'un
malade ; les sensations sont éloignées, les affections
tristes sont multipliées, la faiblesse et le désordre
s'emparent de l'économie animale.

Mais il est encore d'autres causes qui tendent à
favoriser la tristesse de l'âme et l'affaiblissement du
système : la lumière est un puissant stimulus des forces
vitales ; elle contribue au facile exercice de toutes les
fonctions ; elle agit principalement sur la respiration
et la transpiration cutanées, l'exhalation est plus active sous son influence, et le corps se débarrasse avec
plus d'avantage de ses humidités superflues.

« Ceux qui habitent des lieux marécageux, dit le
» Père de la médecine, sont sujets à des affections
» catarrhales, aux fièvres intermittentes, surtout dans
» une saison pluvieuse et un temps froid ; ils sont
» d'une constitution faible et sujets à des diarrhées,
» etc. *Hippoc. De œre aqua et locis.* »

Lind a observé que les voyageurs, qui arrivent à
l'époque des pluies dans les pays chauds, sont attaqués de maladies bilieuses très-graves, s'ils vont à
terre le soir et qu'ils y restent pendant la nuit. En
Barbarie, dans le voisinage des marais Pontins ; en
Italie, ceux qui s'exposent à l'air pendant les nuits
d'été, se trouvent tout couverts de boutons qui causent

souvent des fièvres putrides, etc., le corps absorbant facilement une grande quantité d'humidité de l'atmosphère. Les expériences de Santorius, de Home, etc., le prouvent d'une manière irrécusable; ce dernier s'est trouvé plus pesant le matin, à la balance, qu'il ne l'était le soir précédent en se couchant, quoiqu'il eut transpiré toute la nuit, et qu'il n'eut pris aucune sorte de nourriture. L'abbé Fontana assure qu'en se promenant quelques heures en plein air et par un temps humide, il s'était trouvé, à la balance, plus pesant de quelques onces, qu'il ne l'était auparavant; ce qui suppose nécessairement un absorption de l'humidité de l'atmosphère. On peut donc conclure que l'air de la nuit est humide, mal sain, et qu'il agit sur nos corps, ainsi que le remarque le célèbre Pringle, par une qualité comme septique.

Si la lumière nous met en rapport avec les objets extérieurs, si elle est pour nous la cause ou le moyen d'une infinité de sensations, si, comme l'ont remarqué les philosophes modernes et les poètes, les sensations qui nous viennent de l'organe visuel sont plus vives que celles que nous recevons par les autres sens; sa présence ou son absence ne peut point être indifférente à l'âme.

L'imagination est plus vive, le génie a plus d'essor dans les lieux clairs et élevés; au contraire, toutes les facultés languissent dans les endroits privés de clarté; là, les impressions sont plus fortes, plus variées, les idées plus distinctes; l'esprit de l'homme a, en quelque sorte, plus de matériaux en sa puissance, plus d'aptitude à les disposer. Ici, tout est faible, tout est monotone, tout est obscur; et l'âme qui n'a la conscience de son être que par les sensations qu'elle

éprouve, est dans un état analogue à celui des objets qui l'environnent; ce sont des germes avortés,
comme des plantes qui voient le jour au milieu des
frimats; leur naissance est, pour ainsi dire, le pré-
lude de leur mort. Mais ce n'est pas seulement sur
les facultés intellectuelles que s'exerce l'influence morale de la lumière; les sentimens, les affections,
sont soumis à son empire : les sentimens élevés, les
affections vives, les passions ardentes, tout ce que
les mouvemens de l'âme ont de grand, est favo-
risé par l'action stimulante de la lumière; la bas-
sesse, la servitude, l'ennui, la tristesse, l'égoïsme, se
plaisent dans les ténèbres. Il semble que l'intensité de
la lumière soit une mesure de la grandeur des esprits
et de la violence des passions.

Les révolutions diurnes de l'atmosphère nous repré-
sentent assez bien l'effet des révolutions atmosphériques annuelles. L'air nébuleux et humide, les frimats, les vents froids, qui règnent presque généralement dans les nuits des saisons chaudes, équivalent
au même état de l'atmosphère, qui est propre aux
jours d'hiver, etc. Or, si les variations de l'atmosphère
sont, comme tous les médecins en conviennent, la
cause des maladies constitutionnelles des saisons; si les
constitutions atmosphériques, propres à quelques pays,
sont les causes évidentes des épidémies et maladies
épidémiques; si même les variations brusques de l'air ont
une influence marquée sur les maladies chroniques, et
sur celles qui reconnaissent pour cause la suppression
de la transpiration, et la rétropulsion des éruptions cutanées, etc.; il est donc prouvé, par des expériences
directes, que la lumière favorise la transpiration chez
les animaux, comme chez les végétaux. Des animaux,

placés dans des vases de verre, ont été exposés alternativement à la lumière et à l'obscurité, et l'on a observé
que la transpiration était beaucoup plus abondante
dans le premier cas que dans le second ; l'on sait d'ailleurs que, chez l'homme, cette fonction s'exécute avec
moins d'activité pendant la nuit que pendant le jour.
Les animaux qui vivent constamment dans l'ombre,
sont d'une consistance molle et pulpeuse, et leur transpiration est presque nulle. L'homme dégage, pendant
le jour, beaucoup plus de gaz acide-carbonique, et la
transpiration cutanée est plus active : cela tient plus à
l'action stimulante de la lumière sur la périphérie
du corps, qu'à la propriété qu'elle a de contribuer
à la vaporisation des liquides, à la dissolution des
gaz, etc.

Ceux qui habitent les lieux bas et marécageux, doivent sans doute à l'humidité du sol et de l'atmosphère,
à la mauvaise qualité des eaux, aux miasmes délétères
dont l'air n'est jamais exempt, une grande partie des
maladies auxquelles ils sont sujets. Les fièvres intermittentes, les obstructions des organes splanchniques,
l'hydropisie, les fièvres putrides, le scorbut, les scro-
phules, etc., sont assez ordinairement endémiques
dans ces contrées, où la diathèse muqueuse obtient une
prédominance remarquable. Mais ce serait une omis-
sion grave que de ne pas ranger au nombre de ces causes
la trop grande obliquité des rayons lumineux, qui n'arrivent aux êtres vivans qu'après avoir subi une infinité
de réfractions dans une atmosphère chargée de vapeurs, et avoir éprouvé un affaiblissement proportion-
nel. Là, les individus, comme les plantes qui végè-
tent dans l'ombre, sont dans une espèce d'isolement ;
il semble que, plus les moyens de destruction se mul-

tiplient autour d'eux, moins ils ont de force pour s'y soustraire. Les inflammations exquises y sont très-rares, parce qu'elles se trouvent modifiées par la diathèse muqueuse. Dans les ténèbres, dans les régions basses, marécageuses et humides, toutes les facultés languissent, surtout dans les lieux privés de clarté; et ce principe est vrai, dans l'ordre physique comme dans l'ordre moral. Baillou parle d'une dame qui perdit toute connaissance au moment où le soleil s'obscurcissait, et qui ne revint à elle qu'au retour de la lumière de cet astre.

Lors de la fameuse éclipse du 3 mai 1715, plusieurs personnes de toute classe, qui se trouvaient dans la grand'salle du palais de Venise, éprouvèrent des engourdissemens et une langueur invincibles; quelques-unes même tombèrent dans une défaillance complète. Méad fait un tableau frappant de la consternation qui régna dans cette grande ville : les oiseaux se turent, les animaux étaient saisis de terreur, tout était dans un silence effrayant. Le retour de la clarté du soleil fut annoncé par des chants d'allégresse, des cris de joie éclataient de toutes parts; on eût dit que la nature sortait d'un profond sommeil. En conseillant l'insolation (exposition aux rayons du soleil), dans certaines maladies, et particulièrement dans l'hydropisie, on a bien reconnu que les rayons solaires agissaient autant par leur lumière que par leur calorique.

La lumière influe sur la couleur des animaux : les papillons et les oiseaux de jour ont de plus belles couleurs que ceux de nuit. Le teint rembruni de certains peuples tient autant à l'intensité de la lumière qu'à celle de la chaleur. Autant le tableau du jour est vif et animé, autant celui de la nuit est triste et monotone ;

là,

là , tout éveille la sensibilité et excite au mouvement ; ici , tout invite au calme et à l'immobilité.

Nous ne pouvons douter non plus que la lune n'ait une influence bien marquée sur le corps humain , puisque , suivant l'observation de Santorius , nos corps augmentent dans le courant d'une révolution lunaire , du poids d'une ou deux livres, qu'ils perdent à mesure qu'ils se rapprochent de la dernière phase , et qu'elle agit spécialement sur les maladies périodiques des femmes et sur certaines affections nerveuses , qui reviennent à des époques fixes et déterminées , telles que l'épilepsie , la manie, etc.

Les anciens , ayant reconnu l'influence de cet astre sur les marées , il était naturel qu'ils conclussent de là qu'il influait sur le corps. Mais on n'a pas encore assez d'observations précises , pour assigner son influence pendant la nuit sur les maladies ; on est par conséquent forcé de s'arrêter à ses doutes , jusqu'à ce que quelques observateurs exacts viennent répandre sur ce sujet de nouveaux éclaircissemens. On me permettra seulement de dire que la présence d'une lumière douce excite les sentimens tendres, favorise les passions mélancoliques, et cette sorte de tristesse qui n'a rien de douloureuse. Avec quel langage touchant les amans n'ont-ils pas invoqué la clarté de la lune ! Un poète l'a appelée l'aimable sœur du soleil , l'astre d'amour et de mélancolie. Sous quelles couleurs gracieuses les poètes ont peint ce demi-jour si favorable à la volupté ! Toutes les affections douces fuient le grand jour ; il leur faut, pour ainsi dire , une clarté sombre : une clarté trop vive éloigne le recueillement auquel on veut se livrer ; une obscurité profonde jetterait dans l'abattement. Ne sait-

6.

on pas que c'est surtout vers le soir ou dans les ténèbres que les nostalgiques se plaisent particulièrement,
pour penser à l'espoir de revoir leurs foyers et leurs
parens.

Il est constant que la nuit doit exercer une influence
marquée sur un grand nombre de malades. Si on con-
sidère en outre que le sommeil refoule les humeurs sur
le centre et le cerveau, on doit cesser d'être surpris que
cette heure a une influence générale sur les maladies.

Dans l'étude de tant de phénomènes, il résulte donc
que la nuit agit sur nos corps de deux manières : d'a-
bord par la privation, quoique momentanée, de la lumière; en second lieu, par l'état de son atmosphère
qui généralement est froide, humide et chargée de
matières hétérogènes, etc., et que c'est pourquoi la
nuit est l'époque où l'homme sain est le plus près d'être
malade. En effet, le scorbut qui fait tant de ravages
dans les endroits bas et humides, et qu'on ne peut at-
tribuer qu'à une grande diminution de la transpiration
insensible, et à l'absorption d'une quantité d'humidité
propre à détériorer les fluides, et à relâcher trop les
solides, offre les symptômes les plus graves le soir et
pendant la nuit. N'est-ce pas dans ce temps que commence l'enflûre des molléoles, que se font sentir ces
douleurs vagues qui imitent plus ou moins celles du
rhumatisme, etc.; ces douleurs syphilitiques (douleurs ostéocopes), qui attaquent les os, ne se font-
elles pas sentir plus particulièrement durant la nuit,
et lorsque, échauffé dans le lit, on est disposé à se livrer au sommeil? Cette demangeaison des gencives,
qui est quelquefois si grande, comme le remarque
Poupart, que les enfans se les déchirent souvent
avec les ongles. Personne n'ignore combien les gelées

blanches, qui sont particulières aux ténèbres, influent sur la production des douleurs ; les convulsions arrivent aussi plutôt la nuit que le jour. Il n'y a pas de doute que ces symptômes reconnaissent bien pour cause la fraîcheur et l'humidité de l'air de la nuit, puisqu'on a remarqué que les matelots qui se mettent en mer, se rétablissent promptement par le bénéfice de la transpiration insensible, lorsqu'ils s'avancent sous les cercles méridionaux, et que le contraire a lieu lorsqu'ils voyagent vers le nord. Cette influence de la nuit n'est pas moins marquée chez les phthisiques, auxquels il survient un paroxysme, une augmentation de fièvre vers le soir, une chaleur plus prononcée à la paume des mains, et une toux violente qui, se montrant par quinte presque toute la nuit, mais particulièrement le soir et le matin, ne diminue que lorsque l'expectoration se fait plus facilement, ou que le corps se couvre de ces sueurs colliquatives qui réduisent ces malades à un état de dépérissement tels qu'ils ressemblent à des spectres. Le redoublement des douleurs du lombago, et celles du rhumatisme chronique, ne doivent-elles pas être attribuées à l'influence de l'air de la nuit ? Les hydropiques, chez lesquels la fonction de la transpiration insensible est si fortement lésée, n'éprouvent-ils pas la nuit la plus grande peine à respirer, et ne leur semble-t-il pas à chaque instant qu'ils vont être suffoqués ? N'en est-il pas de même chez les asthmatiques ? Dans la goutte, les sciatiques, et dans toutes les affections rhumatismales chroniques, les douleurs ne se réveillent-elles pas plus souvent, le soir et la nuit, et ne peuvent-elles pas prédire ces variations malfaisantes de température, même avant qu'on en soit averti par le baromètre ? Nos anciens guerriers, qui ont vieilli dans le métier des armes, et couverts d'honorables cicatrices, ne ressentent-ils pas à cette époque des douleurs qui sont le résultat de quelqu'anciennes blessures ? Ce prurit, cette demangeaison que l'on ressent le soir, dans la gale ; cette affection psorique si insupportable, susceptible de différens degrés, et consistant tantôt en une demangeaison très-légère, comme lorsqu'une mouche effleure la peau, ou que des fourmis se promènent à sa surface ; tantôt en un prurit violent et continuel, qui porte les malades à se gratter vivement, et à se déchirer l'epiderme avec une sorte de délices (*dolorifica voluptas*), et même de fureur, jusqu'à ce que le sang coule de la peau écorchée par les ongles ; dans la plupart des maladies cutanées ; et cette douleur attroce des cancers ouverts, cette demangeaison ennuyeuse qu'on éprouve dans ces ulcères rebelles phagédéniques, comme le *noli me tangere*, et dans les dartres ; cette bouffissure plus considérable, qu'on trouve pendant ce temps chez les enfans qui sont attaqués du carreau, etc. : tous ces phénomènes ne tiennent-ils pas à la même cause, à la diminution de la transpiration insensible, causée par l'influence de l'air froid et humide de la nuit ?

Enfin, les douleurs qui se réveillent le soir et dans les ténèbres, sont tellement multipliées, que je pourrais ajouter une foule d'autres exemples au petit nombre de ceux que je viens de rapporter.

On peut donc conclure que l'influence de la nuit, sur les maladies, varie en raison de l'âge, du sexe, du tempérament, des climats, des saisons et de changemens subits de l'atmosphère. Je ne parlerai point des moyens prophylactiques de la douleur, ni de son traitement ; j'en ai donné d'assez longs détails dans le tome

5ᵉ, page 285 de mes Recherches sur la prolongation de la vie humaine : j'y renvoie le lecteur. Cet objet est trop important, sans doute, pour être traité si laconiquement ; mais le peu de loisirs que me laisse une pratique pénible, le court espace que j'ai eu à parcourir depuis que cette matière m'a été demandée, ne m'ont pas permis d'y donner tout le développement que j'aurais désiré. Il me reste du moins cette consolation que, si je n'ai pas satisfait mes juges, j'ai fait preuve de bonne volonté.

J.-B. MORELLE, D.-M.

Sampans, le 20 Novembre 1824.

Errata.

—

DISSERTATION SUR LA DOULEUR

—

Page.	Lig.	au lieu de	lisez
3	17	intentes	sentantes.
12	18	barbarygmes	borborygmes.
14	8	catharrhales	catarrhales.
15	13	sympatiquement	sympathiquement.
26	5	ressorts	ressors.
31	17	frisonnrons	frissonnons.

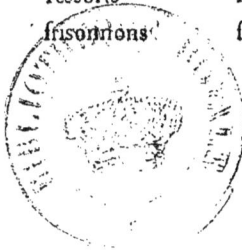

www.ingramcontent.com/pod-product-compliance
Lightning Source LLC
Chambersburg PA
CBHW060624200326
41521CB00007B/887